健康ライブラリー　イラスト版

子どものこころの発達がよくわかる本

青山学院大学
教育人間科学部心理学科教授
坂上裕子 監修

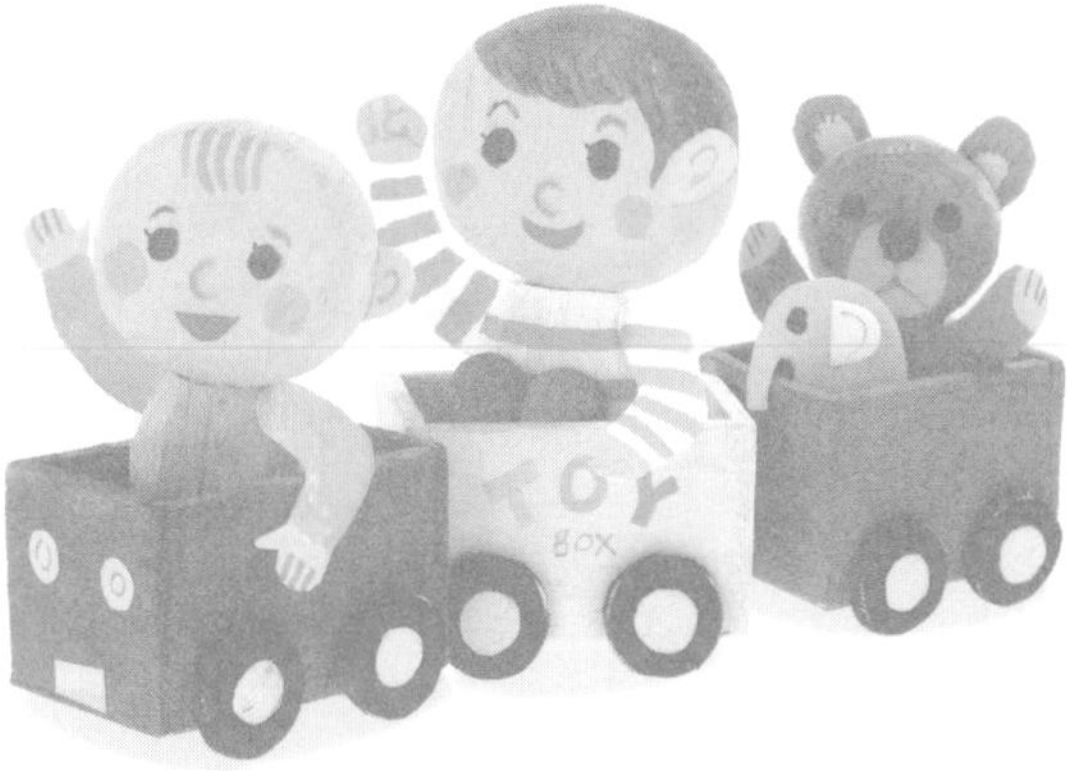

講談社

まえがき

こころの発達は、からだの発達と深く関係しています。例えば、赤ちゃんはからだを動かし、五感を使って外の世界を知っていきます。行動範囲が広がると、興味や関心も高まり、言葉も増えていきます。発達はさまざまな事柄が関係しあい、枝葉のように広がって進んでいくものなのです。たくさんの枝葉を支える太い幹と根っこが育つには、長い時間が必要です。

子どもの発達、というと、「早く」いろいろなことができるようになってほしい、と願うのが親ごころ。また、ネットの海にあふれる、子育てに関するハウツーを見ると、子育ての「正しい」「効率のよい」やり方を知りたくなるのも、親ごころといえるでしょう。しかし、「効率」という言葉といちばんかけ離れたところにあり、万人に当てはまる「正解」はないのが、子育ちや子育てという営みです。

人間は一人ひとり、異なる個性をもって生まれてきます。子育ては、異なる個性をもつ子どもと親が一から関係をつくり、互いを育てあっていくプロセスともいえます。親と子といえども別の人格。親になったからといって、子どものことをすべて理解したり、親としていつでも適切なかかわり方をできたりするわけではありません。子どもも親も試行錯誤して、失敗と修復をくり返しながら、育っていくのです。

本書では、子どもの発達をわかりやすく解説しています。しかし、それはあくまで、目安にすぎません。「そのとおり」であるかどうかを気にして、一喜一憂する必要はない、ということです。目の前の子どものことを、子どもの目線から理解し、その子に合った向きあい方を見つけるのに、本書を役立てていただけると幸いです。焦らず、いろいろな人の目と手を借りながら、あなたらしい子育てをしていかれるよう、応援しています。

青山学院大学 教育人間科学部心理学科教授
坂上 裕子

子どものこころの発達がよくわかる本

もくじ

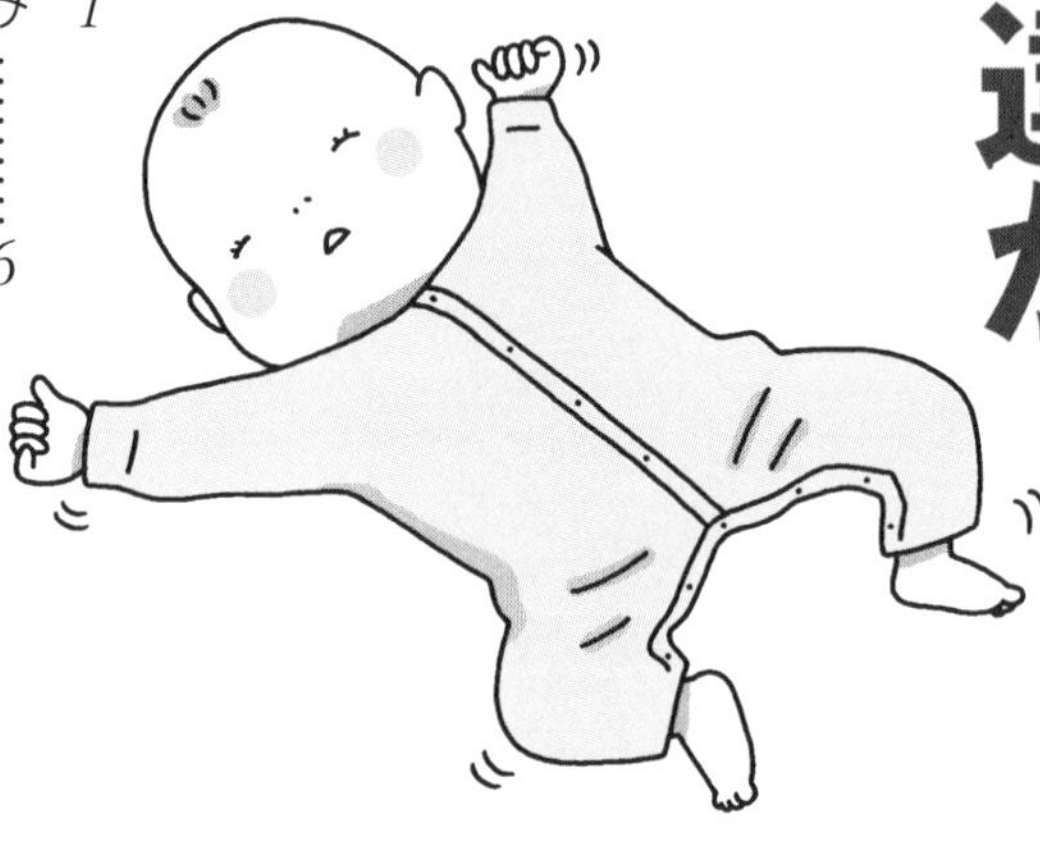

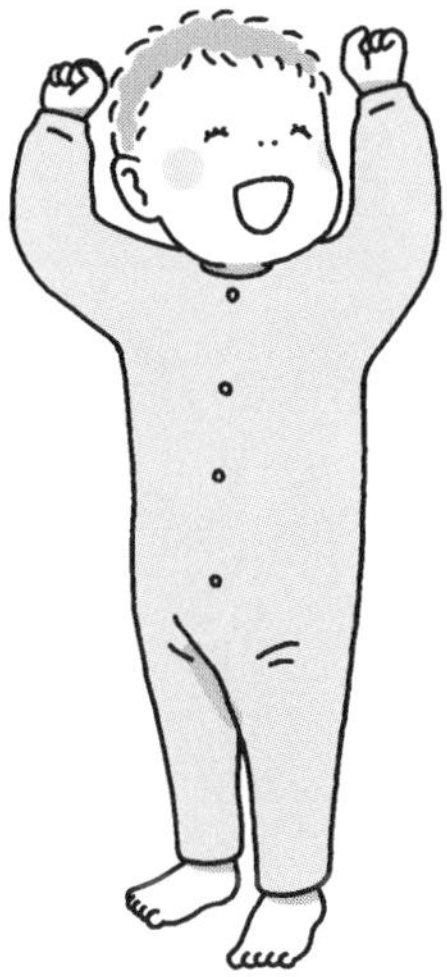

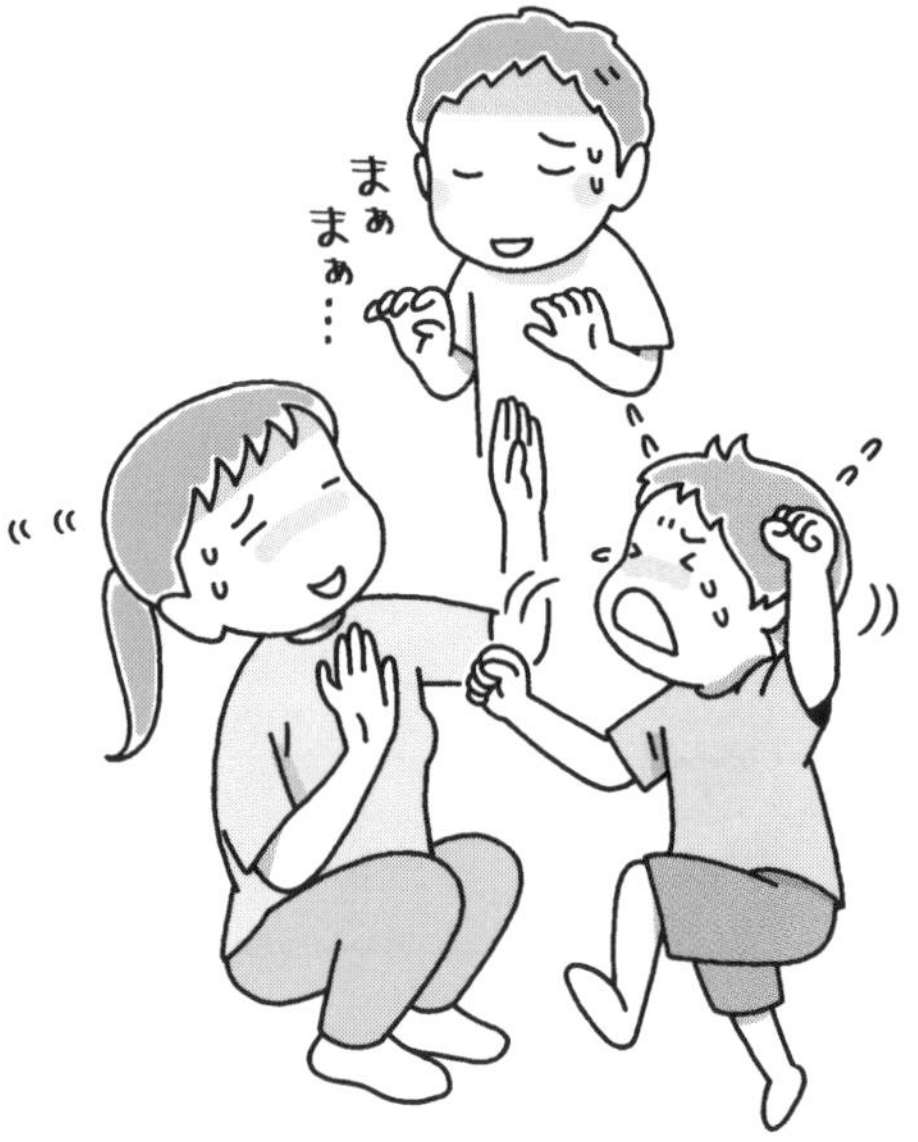
まぁ
まぁ…

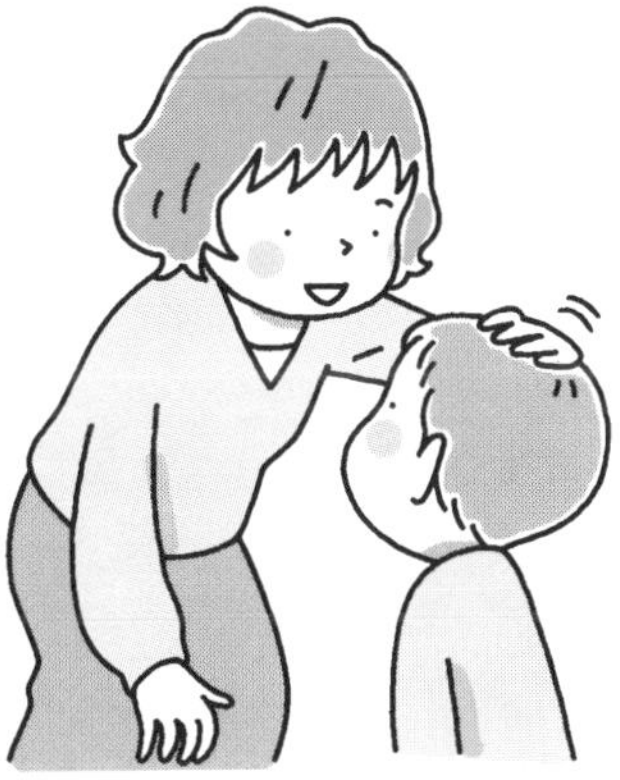

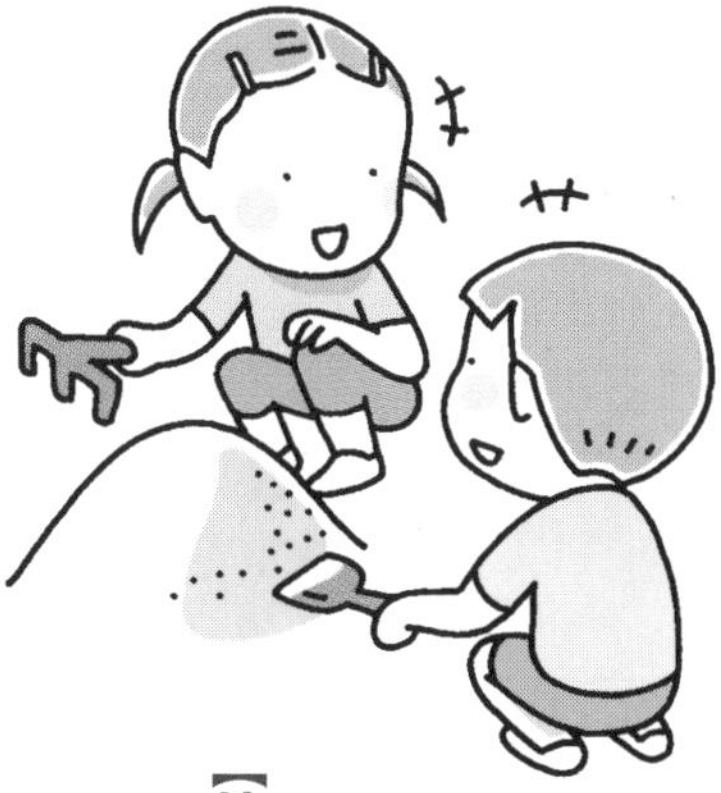

ひと目でわかる

就学前までの発達のあゆみ

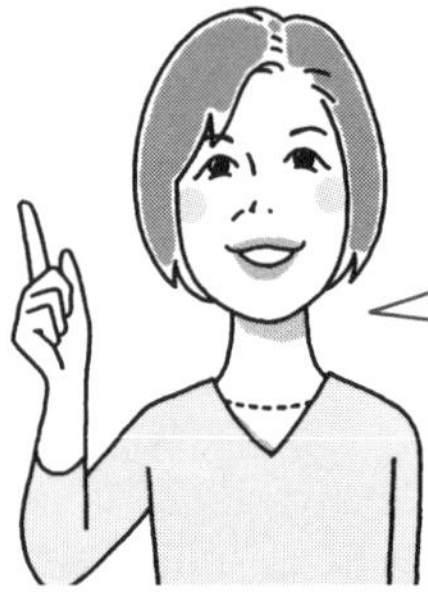

就学前までの大まかな発達の流れを紹介します。とはいえ、発達には個人差があります。ゆっくりだからといって、あわてなくても大丈夫。その子なりのペースがあると考え、見守っていきましょう。

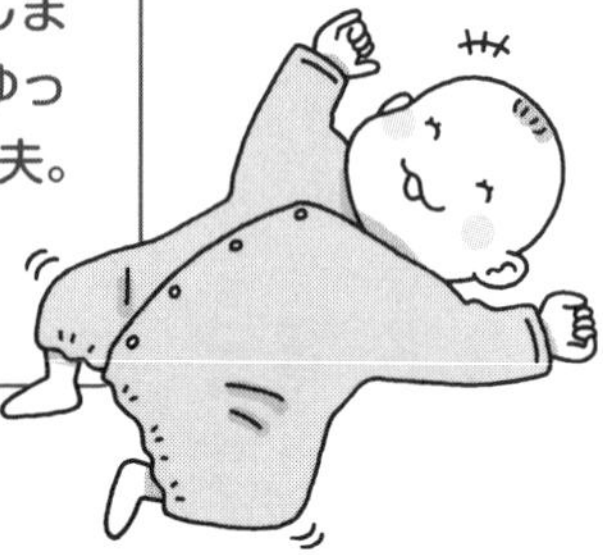

0歳ごろ～

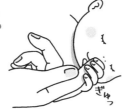

反射的にからだが動く

赤ちゃんには、生きるために反射的にからだが動くシステムが備わっています。

⇒P12

ほほえみ返す

２～３ヵ月くらいになると、ほほえみを返すようになります。

⇒P18

興味のあるモノを握る

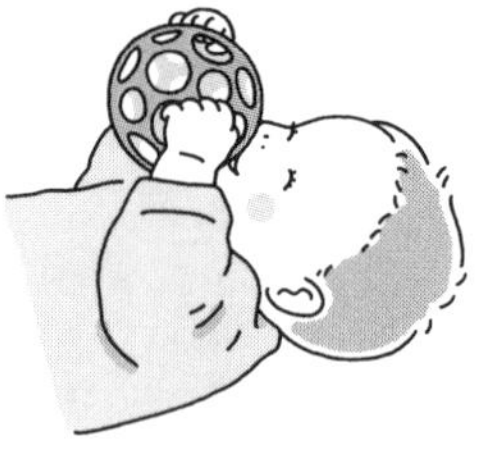

４ヵ月ごろからは興味のあるモノに手を伸ばすようになります。

⇒P28

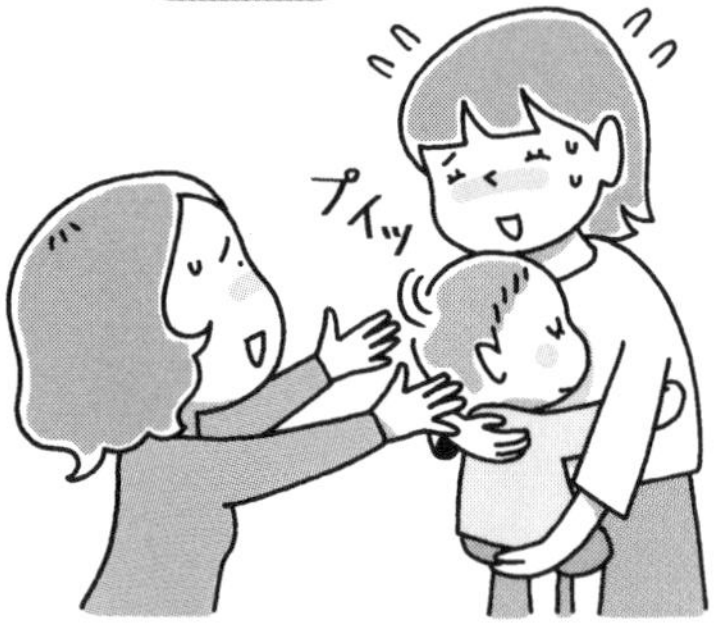

喃語《なんご》を話す

アー

６ヵ月ごろにはアーやダアダアと声をだし、音を楽しんでいます。

⇒P45

人見知りがはじまる

知らない人にもニコニコだったのが、６ヵ月～１歳ごろには、人見知りをするように。

⇒P19

1歳ごろ～

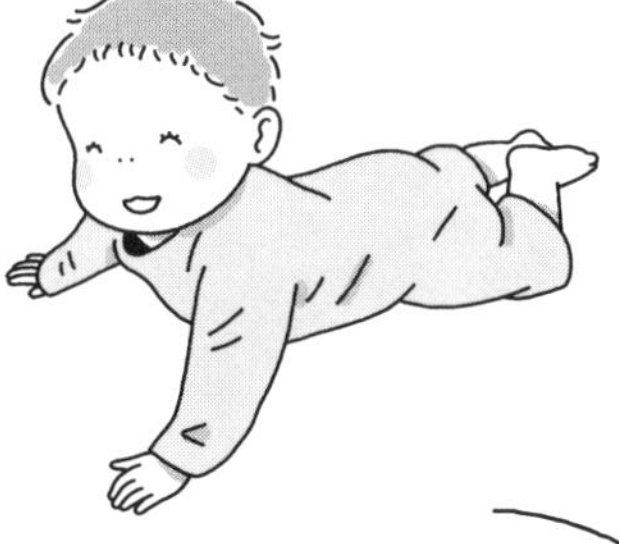

ハイハイする

８ヵ月ごろにはハイハイへ。目を離すと、思いのほか遠くまで移動していることも。

⇒P30

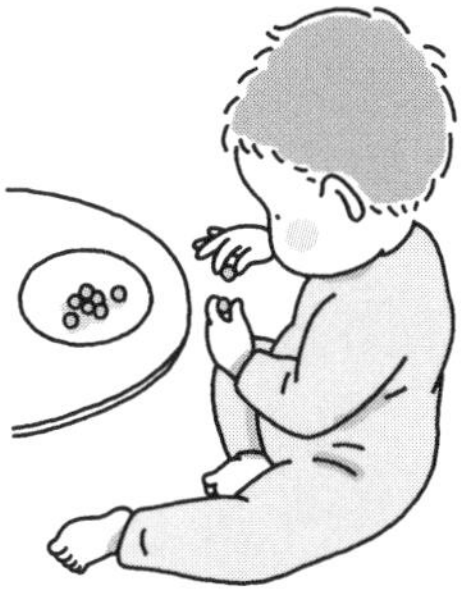

つまむ動作ができる

手指は徐々に細やかに動かせるようになっていきます。つまむことができるのは、10ヵ月～１歳ごろ。

⇒P29

初語《しょご》がでる

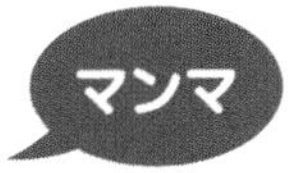

１歳ごろには、「マンマ」など一語でたくさんのことを伝えようとします。

⇒P46

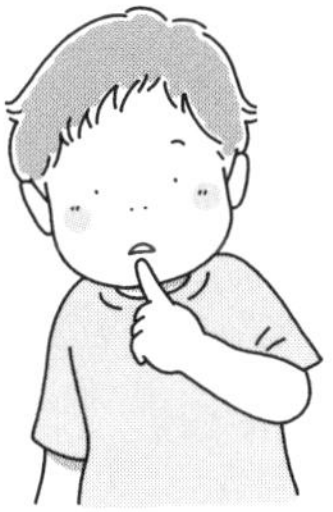

自分がわかる

１歳半ごろから、鏡に映っているのが自分だとわかります。

⇒P62

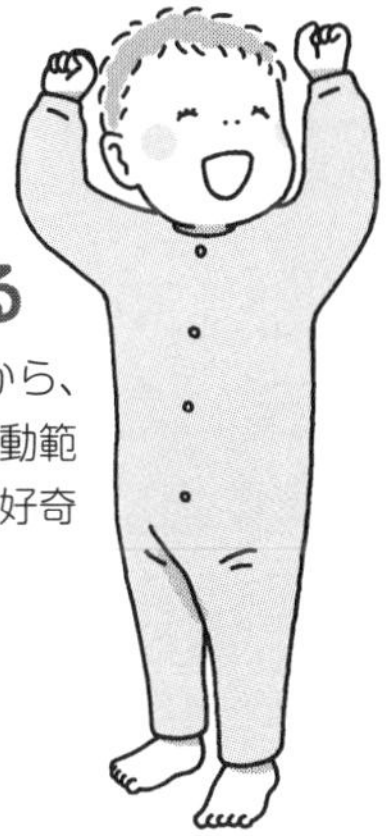

歩きはじめる

だいたい１歳ごろから、歩きはじめます。行動範囲がグンと広がり、好奇心も刺激されます。

⇒P32

2歳ごろ～

イヤイヤ期に入る

自己主張が激しくなります。自己主張には、ちゃんと理由があります。あの手この手で接し方を探りましょう。

⇒P52

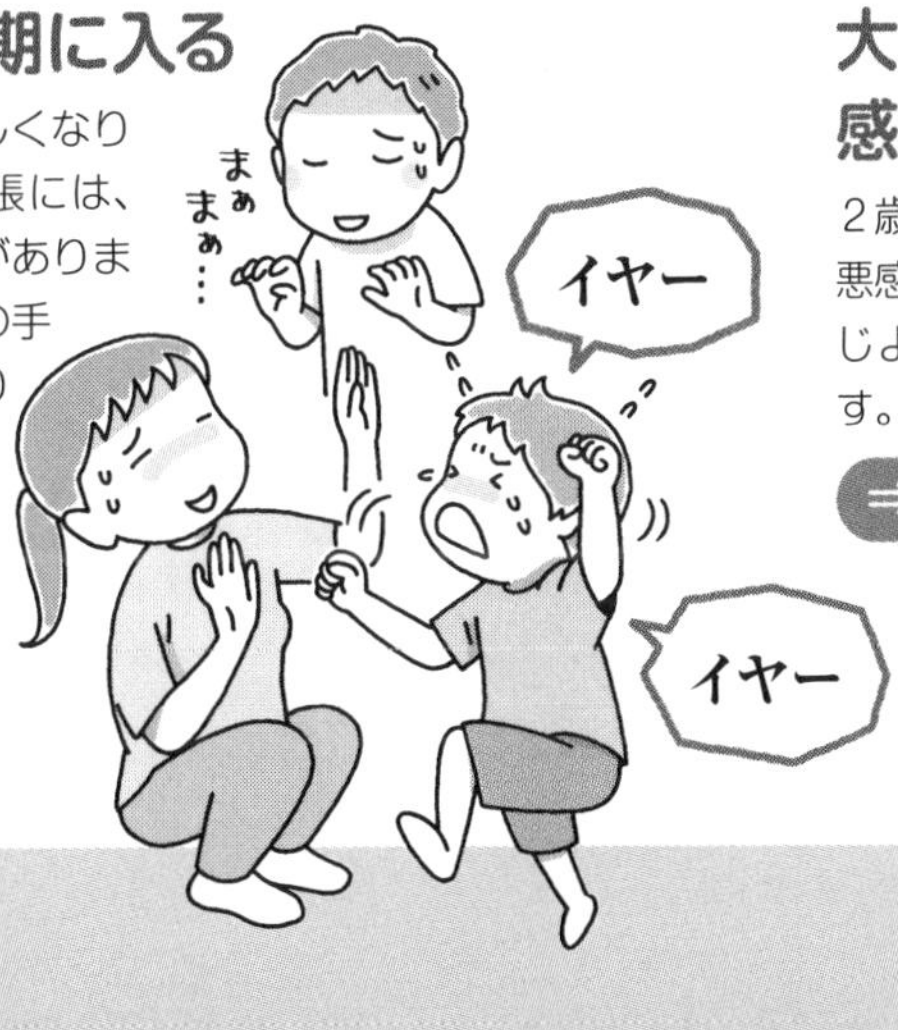

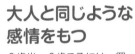

大人と同じような感情をもつ

２歳半～３歳ごろには、罪悪感や誇りなど、大人と同じような感情が芽生えます。

⇒P65

3歳ごろ～

ひとりごとを言う

頭の中で考えていることを、声にだすことで整理します。

⇒P56

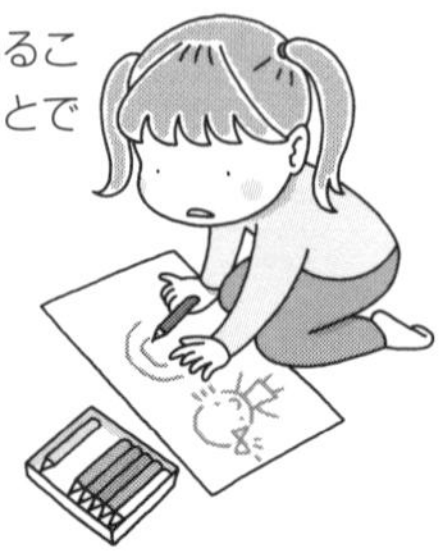

文法が身につく

名詞や動詞、形容詞、助詞を使い分けられるようになります。

⇒P47

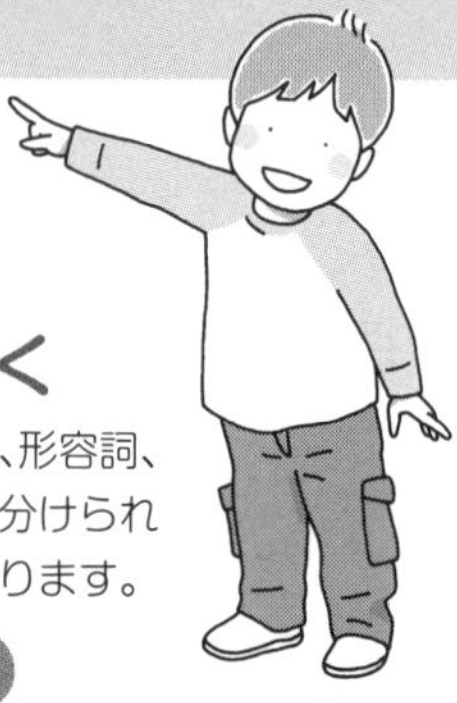

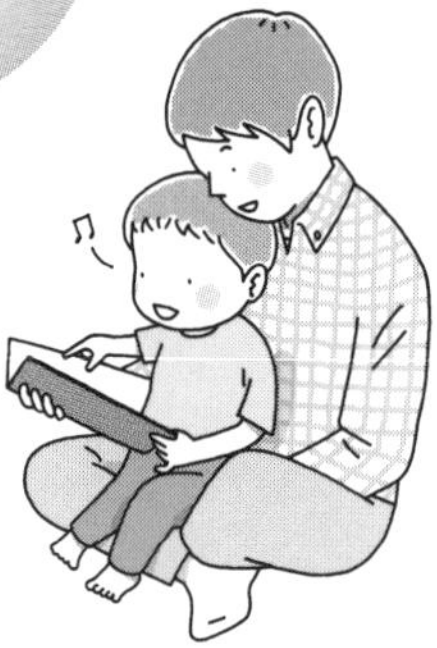

文字に興味をもつ

文字の存在に気づき、文字と音の結びつきがわかると、読むことが楽しくなります。

⇒P58

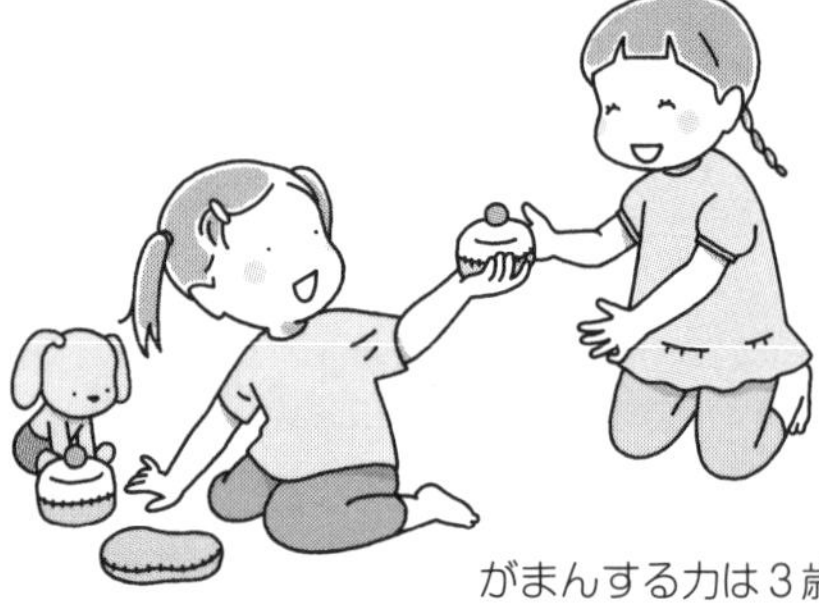

がまんのこころも発達しはじめる

がまんする力は３歳ごろからゆっくりと発達していきます。

⇒P70

4歳ごろ～

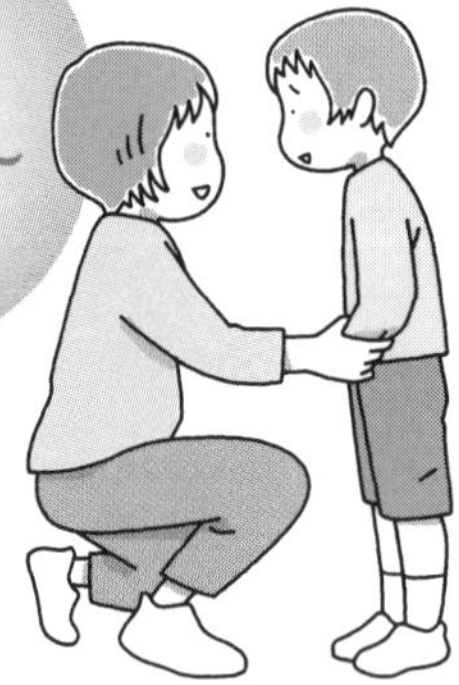

他者の考えがわかるようになる

４～５歳になると、相手の考えを理解できるようになります。

⇒P72

昨日　今日　明日

時系列がわかりはじめる

だいたい４歳以降に、過去、現在、未来のつながりを理解しはじめます。

⇒P76

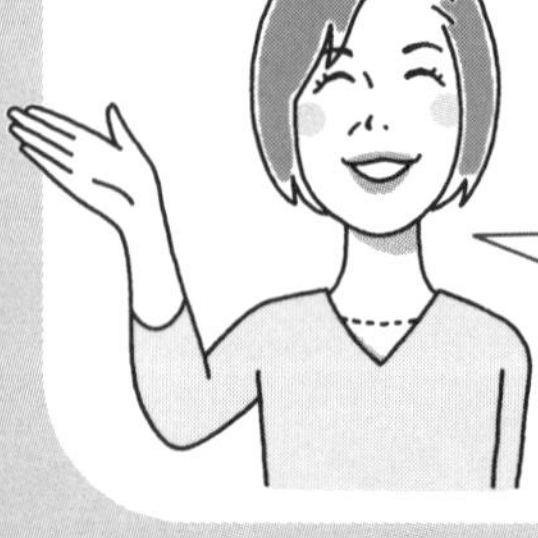

詳しい発達については、次ページから解説します。乳幼児期はこころもからだもめざましく発達する時期です。いろいろな人と子どもの成長を分かちあいながら、一人ひとりの子の持ち味を大切にしていきましょう。

1

赤ちゃんは生まれたときから有能

赤ちゃんはおなかの中で、外の世界で生きるための準備をはじめています。誕生して間もないころから、私たちが思っているよりもたくさんのことを感じとることができるのです。

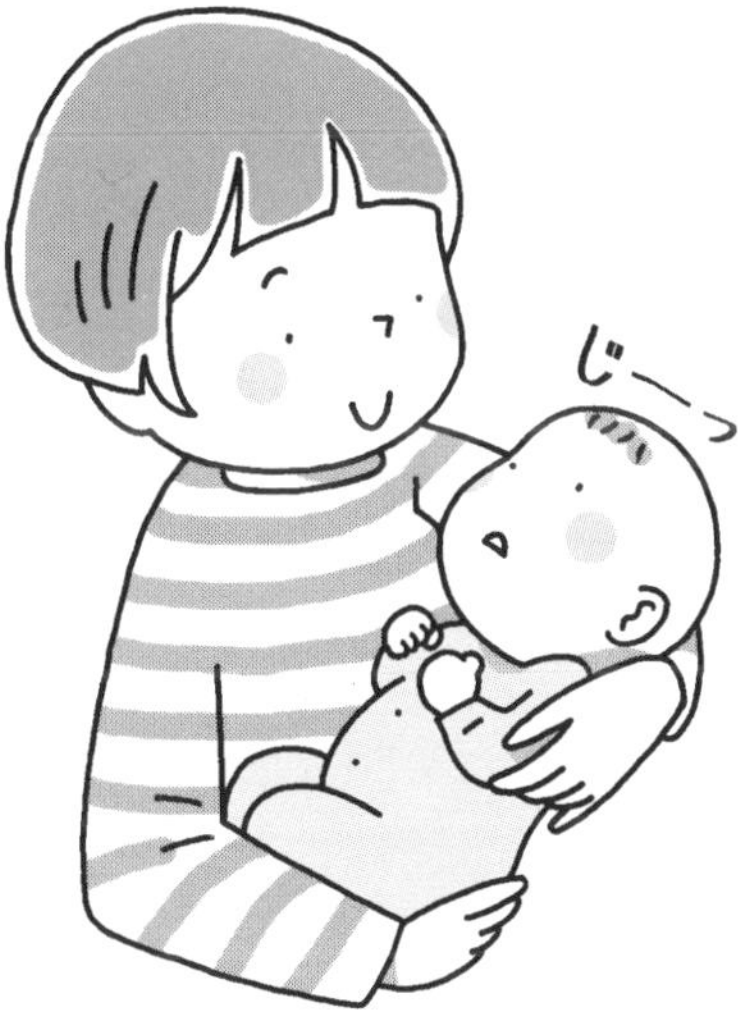

おなかの中で

胎児期

「外の世界」を感じながら、準備をしている

赤ちゃんはおなかの中にいるときからさまざまな活動をはじめています。からだの動かし方を練習したり、外の世界を感じたりしながら、生まれでたあとのための準備をしているのです。

おなかの中では赤ちゃんは大忙し

現在は超音波検査の進歩によって、おなかの中にいる赤ちゃんがどんなふうに過ごしているのかを詳しく知ることができます。そのおかげで赤ちゃんはおなかの中で出生後に生きていくための呼吸や、からだの動かし方を練習していることがわかってきました。

おなかの中にいる間、赤ちゃんの脳とからだは少しずつ形成されていきます。感覚器官の発達とともに触覚や嗅覚、視覚などの五感が形成されます。赤ちゃんはおなかの中でもさまざまな情報を受けとり、「外の世界」のことを感じとりながら、生まれでたあとの準備をしているのです。

胎動は赤ちゃんが生まれたあとの準備をしているあかし

「胎動」は赤ちゃんがおなかの中でからだの動かし方を練習していることによるもの。胎動を感じないときでも赤ちゃんはさまざまな活動をしながら、出生後に備えています。

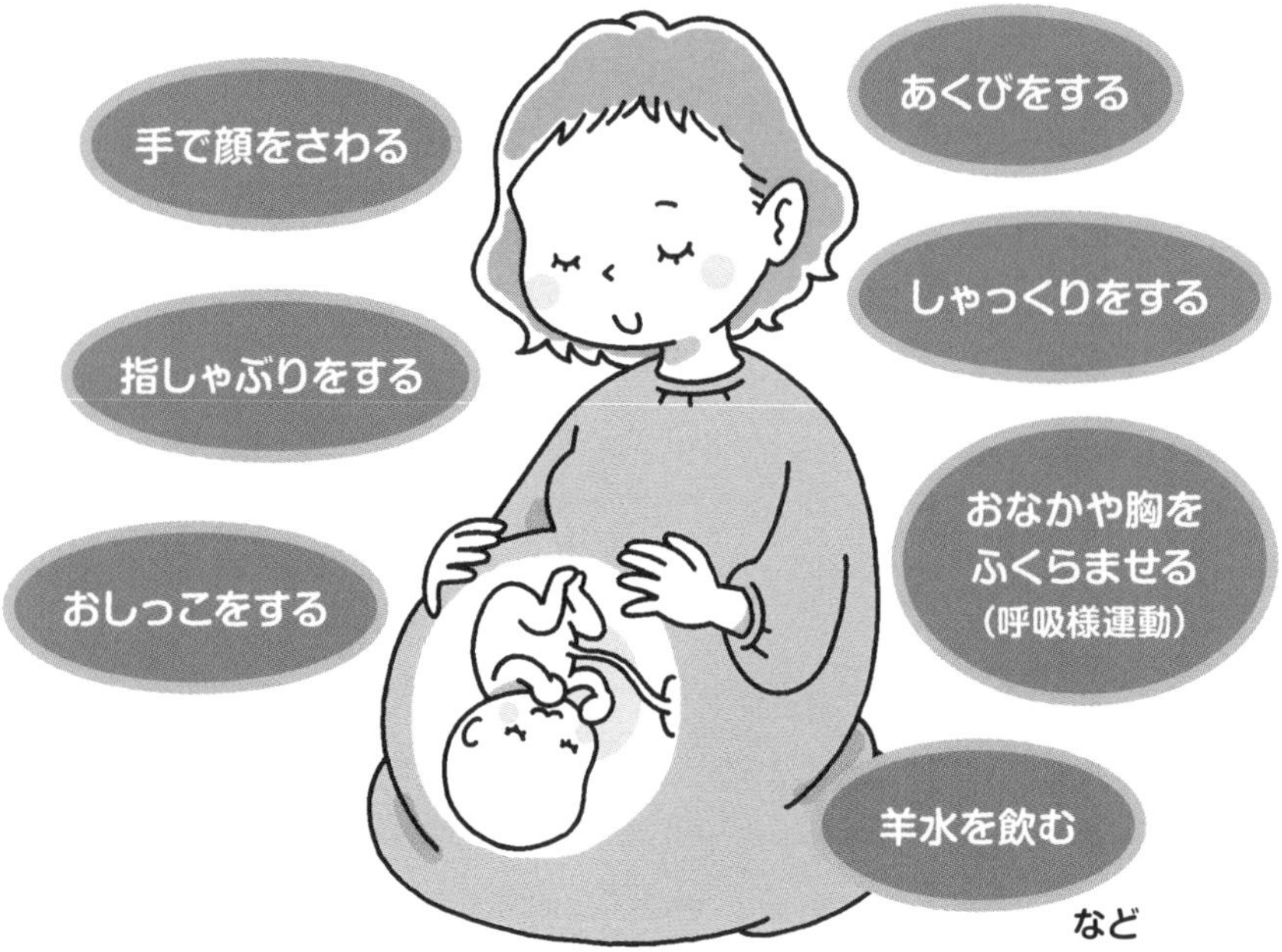

手で顔をさわる
あくびをする
しゃっくりをする
指しゃぶりをする
おなかや胸をふくらませる（呼吸様運動）
おしっこをする
羊水を飲む
など

五感は順番に形成されていく

感覚器官の発達にともない、五感が形成されます。最初に機能するのが触覚、そのあと嗅覚や聴覚などが形成されます。

7週ごろ

触覚

鼻や唇などへの触覚反応からはじまり、12週ごろには自分の口を触る、指しゃぶりをするなどの様子が見られる。16週ごろには全身の触覚反応が見られるようになる

20〜23週ごろ

味覚・嗅覚

20週ごろには味覚が、23週ごろには嗅覚が整ってくる。羊水を飲んで、母親が飲食したもののにおいや味を感じとっている

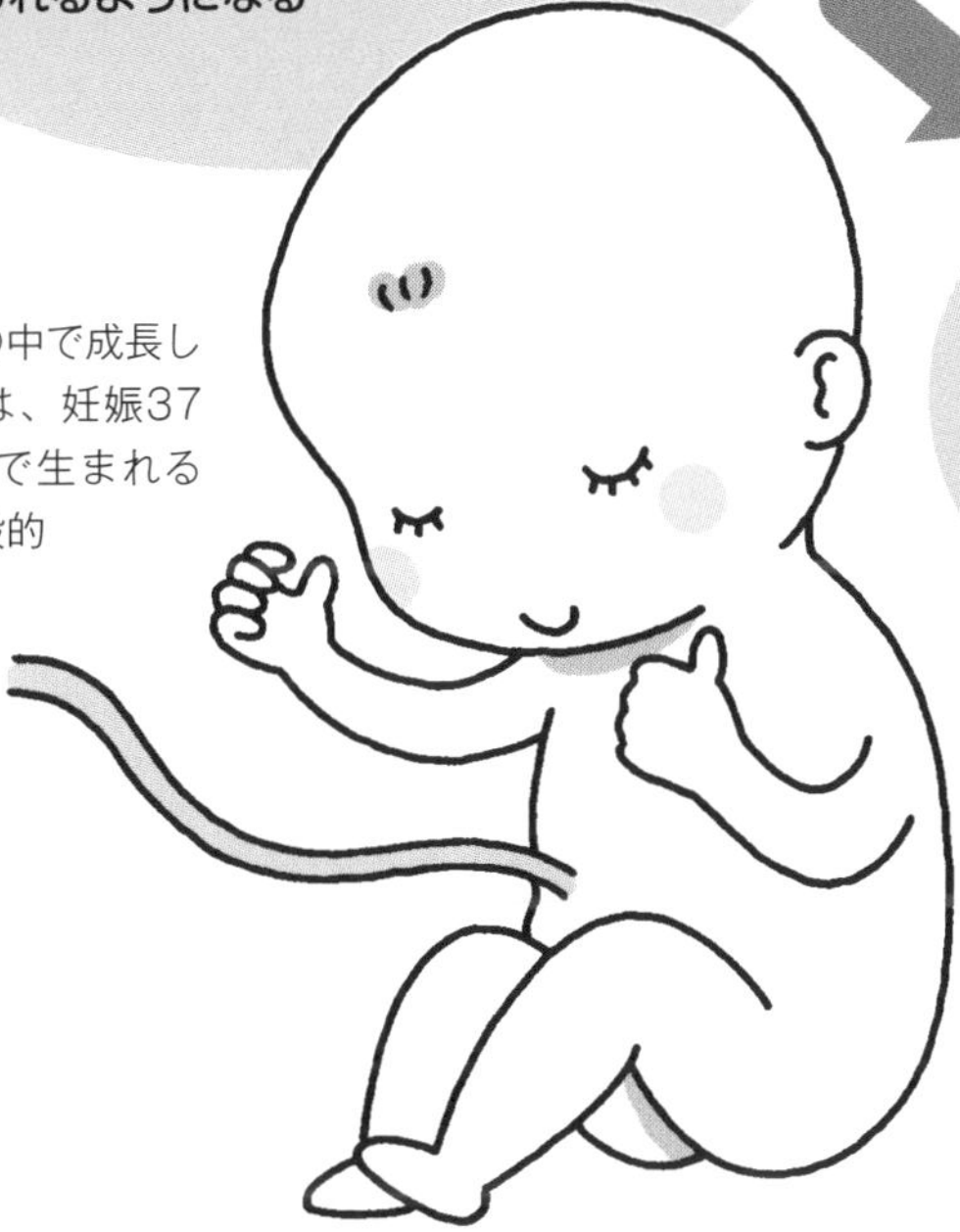

おなかの中で成長した胎児は、妊娠37〜40週で生まれるのが一般的

24週ごろ

聴覚

耳の構造が完成し、脳と連携して音が聞こえるようになる。プールの中にいるときのように、外の音の高低やリズムの違いを感じていると考えられている

24週ごろ

視覚

眼球などの器官と脳が連携しはじめる。おなかの中は暗いので、実際にモノを見るのがはじまるのは生まれてから。視覚は五感のなかでは最も時間をかけて発達する

原始反射

新生児期

赤ちゃんは自然にからだが動く

生後間もない赤ちゃんのからだの動きは、ほとんどが反射的に起こるもの。生きるために必要なシステムとされており、成長にともなって見られなくなります。

「〇〇したいから」ではなく勝手にからだが動いている

赤ちゃんに指を差しだすとギュッとつかんだり、唇に指を当てると吸おうとしたりします。こうした赤ちゃんの反応は、自分の意思でそうしたいからしている、というものではありません。

赤ちゃんのこのような特定の反応は、ほとんどが「原始反射」と呼ばれる運動です。脳や脊髄《せきずい》の中枢神経のはたらきによるもので、13ページのようにさまざまな種類があることがわかっています。

こうした運動は生後数ヵ月で自然に消失します。そして成長にともなって脳が発達すると、自分の意思でからだを動かすようになります（随意運動）。

自然にからだが動くシステムが備わっている

赤ちゃんのからだには生まれてしばらくの間は「原始反射」と呼ばれる反射運動や、「ジェネラル・ムーブメント」という特有の動きが見られます。これにより手足や全身の動きを覚え、やがて意識的に動かせるようになります。

ジェネラル・ムーブメント

あおむけに寝たとき、手足をバラバラにバタつかせる動きのこと。自然にからだが動くもの。生後3ヵ月くらいまで見られる

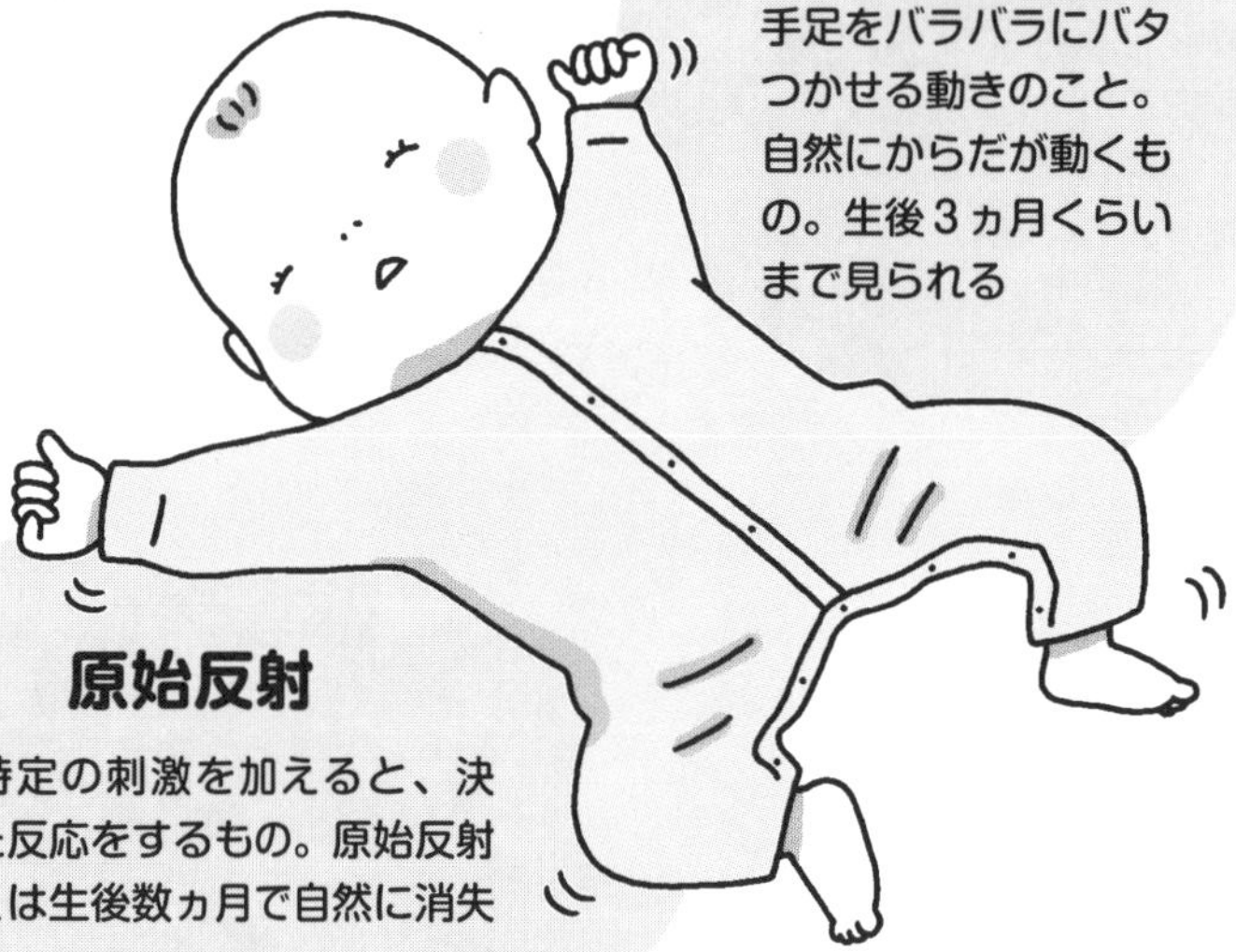

原始反射

ある特定の刺激を加えると、決まった反応をするもの。原始反射の多くは生後数ヵ月で自然に消失する

赤ちゃんの代表的な原始反射

原始反射は、赤ちゃんが生きていくうえで必要な動作をするために備わっていると考えられています。

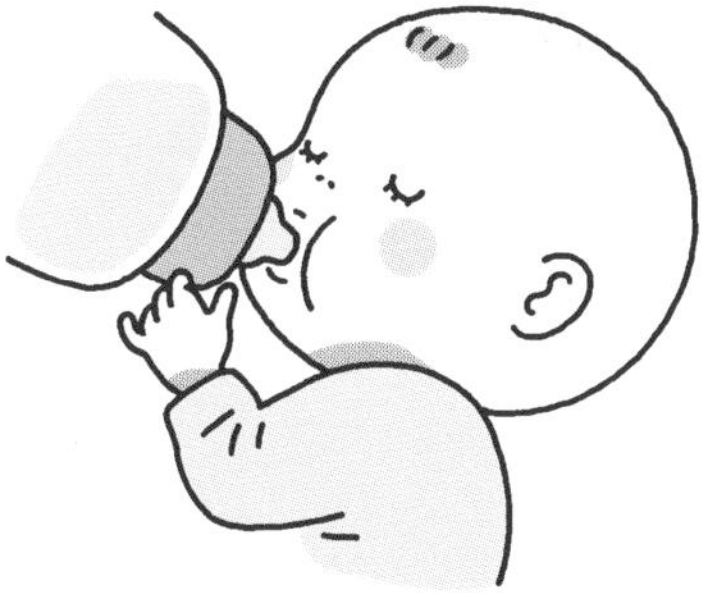

吸啜《きゅうてつ》反射　吸う

唇に触れたものを強く吸おうとする反応。母乳や哺乳瓶のミルクを飲めるのはこの反射のおかげ

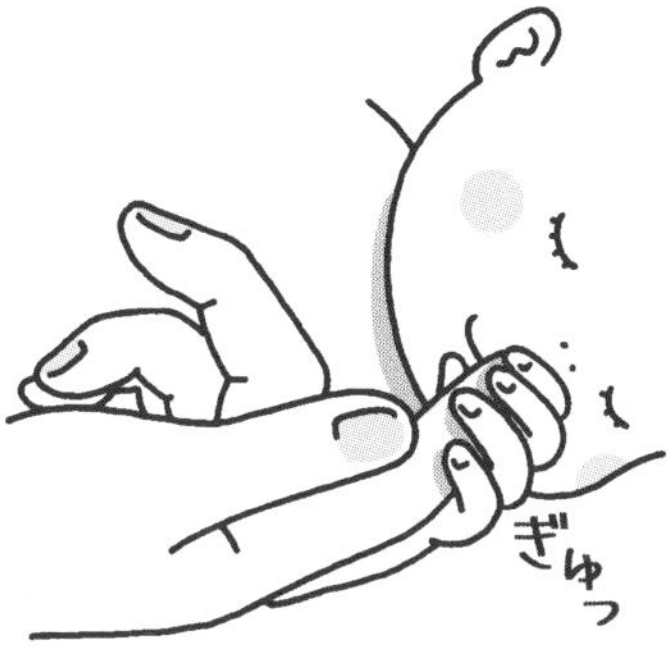

把握反射　握る

手のひらをつついたり、刺激を与えたりすると、しっかりと握りしめようとする

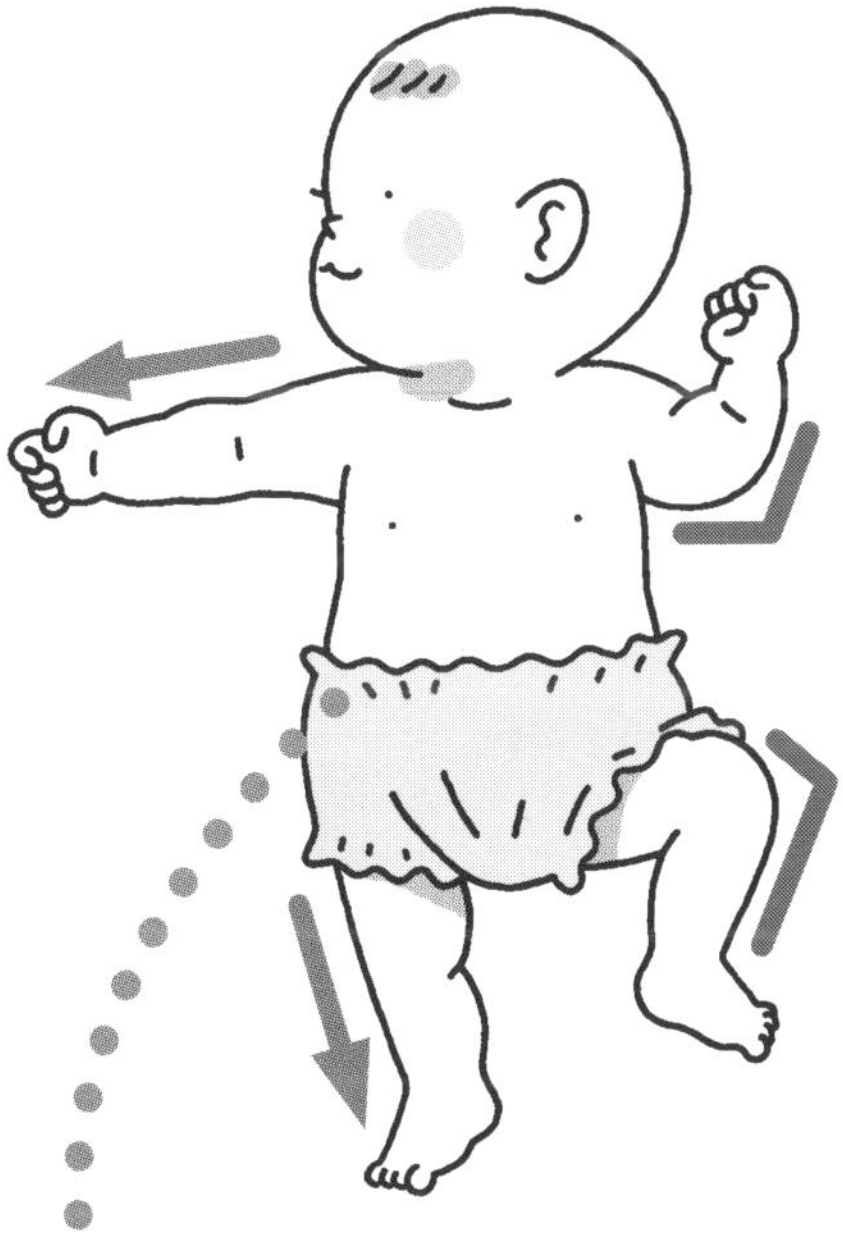

モロー反射　しがみつく

抱きつき反射ともいう。大きな音や強い光、振動などの刺激を受けると、両手を伸ばして広げ、何かにしがみつこうとする

自動歩行　歩くまね

歩行反射ともいう。赤ちゃんのわきの下を支えて立つ姿勢にして、両足を床につけると歩くように交互に足を動かす

バビンスキー反射　足の指が動く

足の裏をかかとからつま先に向かってこすると、足の親指が甲側に反り、ほかの４指は扇のようにパッと開く

緊張性頸《けい》反射　手足の曲げ伸ばし

あおむけに寝ている赤ちゃんの顔を左右どちらかに向けると、顔を向けたほうの手足を伸ばし、反対側の手足を曲げる

表情

六ヵ月〜一歳ごろ

相手の表情を読みとって反応する

五感のなかで視覚は最も時間をかけて発達する感覚です。生まれた直後からいろいろなモノを見る経験を積み重ねることで、どんどん発達します。一歳ごろには、人の顔を見て表情の意味に気づけるようになります。

人の顔をじっと見るのはなぜ？

赤ちゃんには、「選好注視」といって興味があるモノをじっと見つめる傾向があります。特に人の顔や複雑なモノほど好んでよく見ます。

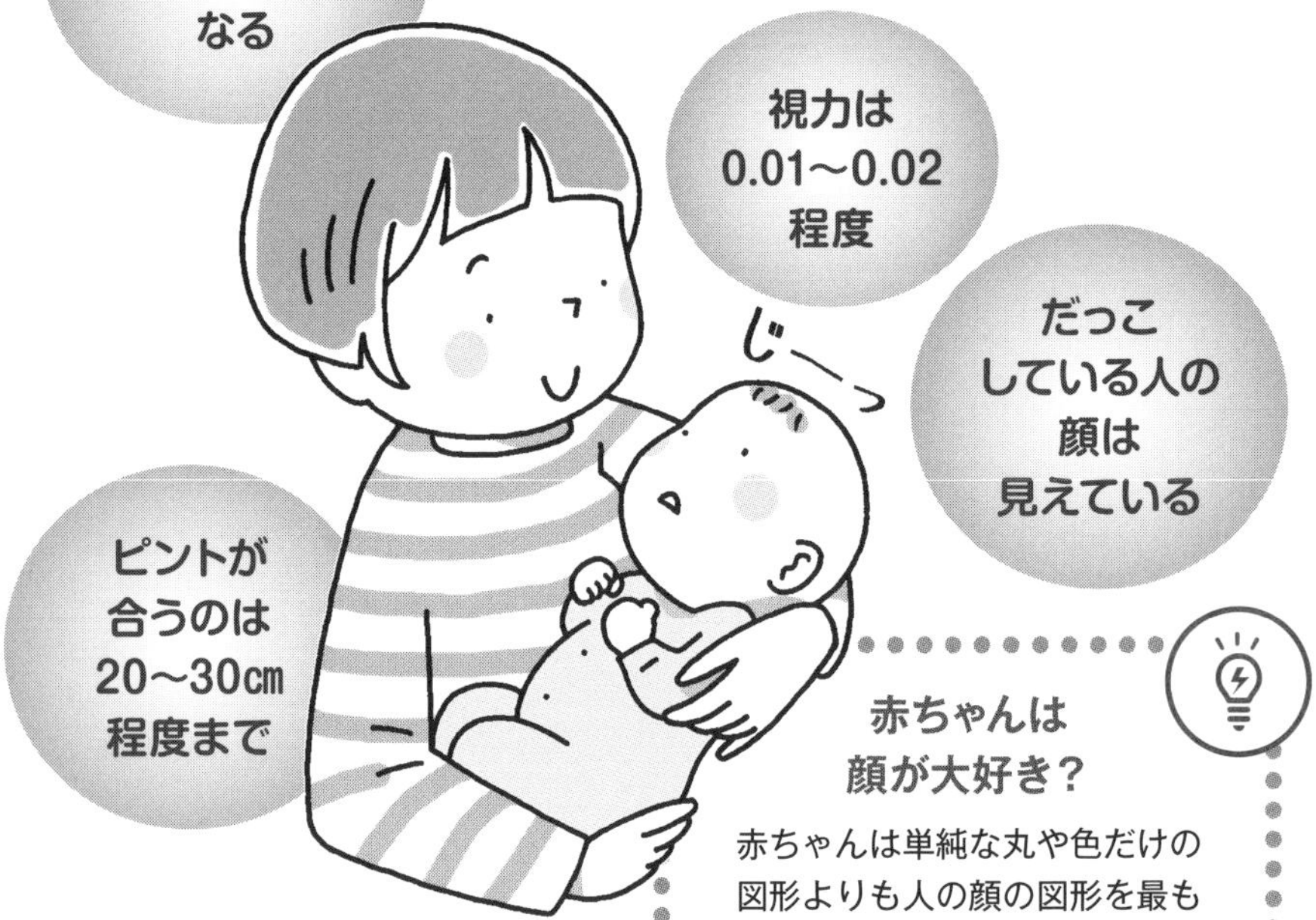

徐々に眼球を動かせるようになる
視力は0.01〜0.02程度
だっこしている人の顔は見えている
ピントが合うのは20〜30㎝程度まで
じー

赤ちゃんは顔が大好き？

赤ちゃんは単純な丸や色だけの図形よりも人の顔の図形を最も好むという報告がある

生まれたばかりでもぼんやり見えている

生後二〜三ヵ月の赤ちゃんの視力は〇・〇一〜〇・〇二しかなく、かなりの近視です。ピントを調節する力はなく、二〇〜三〇cmの距離にピントが合った状態になっています。立体的にモノを見ることはできず、動くモノを目で追う「追視」もゆっくりとしかできないため、途中で対象を見失います。つまり、ぼんやりとしか周囲が見えていないのです。

これは赤ちゃんの脳の機能がまだ発達段階で、目から得た情報をうまく処理できないためですが、それでも自分をだっこしたり、身近でお世話をしてくれる人の顔はちゃんと見えています。

表情に対する反応

成長にともなって相手の表情を読みとれるようになり、その意味を理解して行動するようになります。

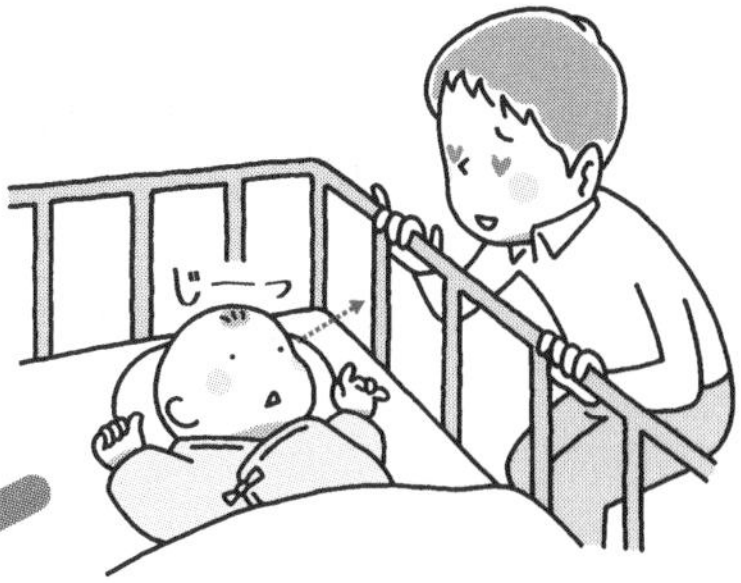

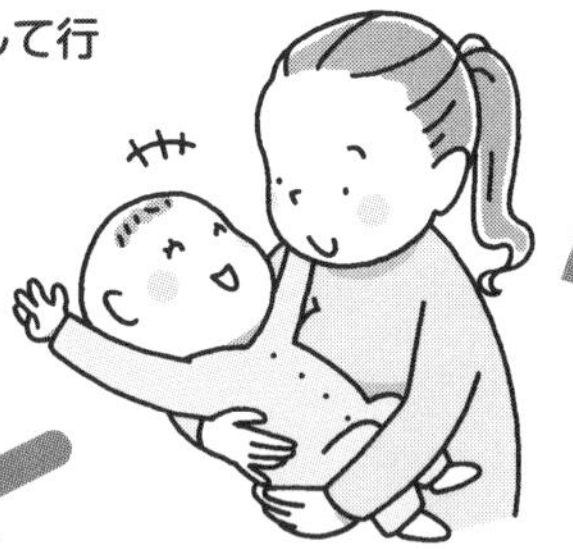

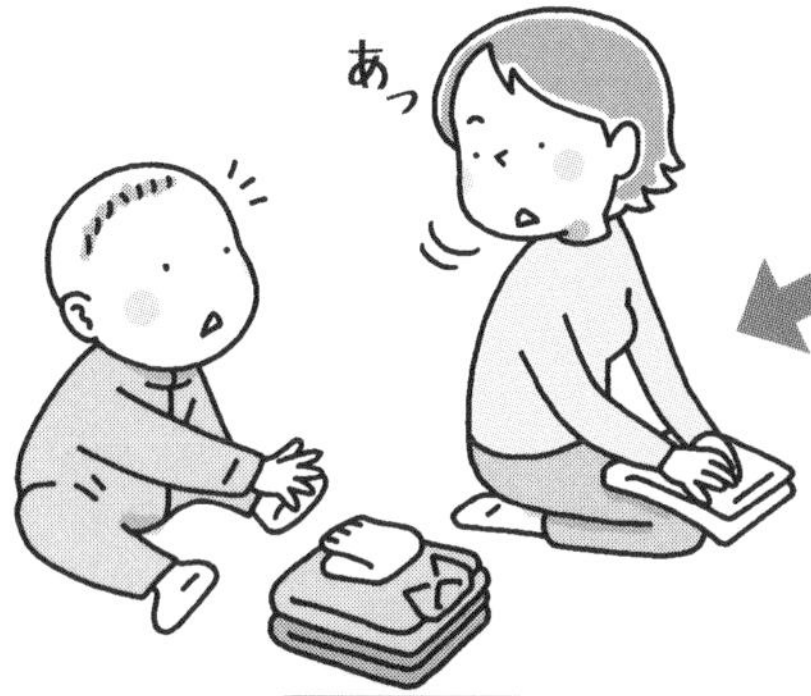

生後まもなく

表情をまねる

顔の動きを反射的にまねすることがある（新生児模倣《もほう》）。ただし、表情を見分けているわけではない

2ヵ月ごろ

人の顔を見つめる

人の顔を見つめることがはじまる。「赤ちゃんと目が合った」と周りの人が感じられるようになるのがこの時期。周りの大人がほほえむと、ほほえみ返す

6ヵ月ごろ

表情の違いに応じて反応する

相手の表情を見分ける。相手が笑っていると安心する一方、怒っているとおびえて泣きだしたり、無表情だと相手の反応を引きだそうと、声をだしたりぐずったりする

1歳ごろ

表情の意味を理解し、大人の表情から学習する

表情が意味するところがわかり、それを元に状況を理解し、自分の行動を決める（社会的参照）。例えば、自分が転んだときに親の表情を見て泣きだす

人の「顔を見る」から「表情の理解」へ

赤ちゃんは人の顔を見ることが大好きですが、ただ見ているだけではありません。新生児でも親などの養育者や身近な人が喜んだりびっくりしたり、悲しんだりする表情を見ると、同じような表情をします。

この段階ではまだ相手の感情まで読みとれてはいません。こうしたコミュニケーションを続けるうちに、生後六ヵ月ごろになると、表情を見分け、それに応じて反応するようになります。

さらに、一歳ごろになると周囲の大人の表情を見て、それを手がかりにして自分の行動をどうするかを決めるようになります。これを「社会的参照」といいます。例えば、遊んでいる最中に親が心配そうな表情をしたり、あせった表情をしたりしているときにはその行動をやめます。逆に笑顔のときには安心してその行動を続けるという選択をするのです。

泣く

0〜二歳ごろ

「泣き」であらゆることを伝えている

言葉で気持ちを伝えることがまだできない乳幼児は、泣くことによって周囲の人に意思表示したり、コミュニケーションをとったりしています。泣くことは意思を伝える大事な方法なのです。

泣くことで周囲にはたらきかける

赤ちゃんにとって、泣くことは自分の状態や気持ちを周囲の人に訴える手段です。

泣いてアピールすると周囲が反応し、応対してもらえます。これをくり返していくうちに、周囲にはたらきかけることで自分の欲求が満たされることを理解するようになるのです。

生後まもない新生児が泣く場合は、その多くが生理的な不快を取り除いてほしいという訴えです。

生後六ヵ月くらいになると成長にともない、快・不快からさまざまな感情がはっきり分かれてきて、泣く理由や泣き方のバリエーションも増えてきます。

「不快」なことを訴えている

新生児は泣くことで、空腹やおむつのぬれ、暑さ・寒さなどの不快な状態を訴えています。

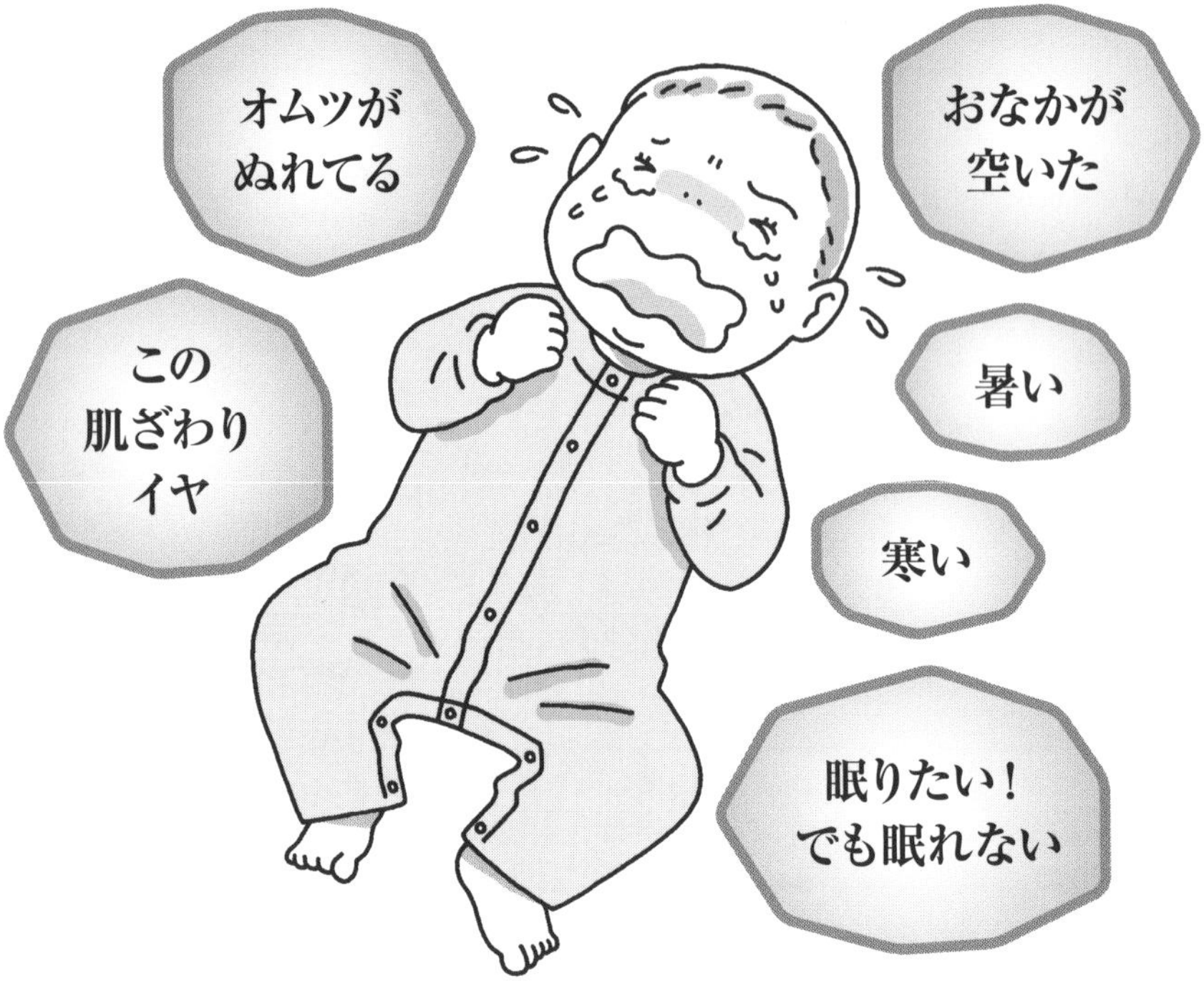
オムツがぬれてる
おなかが空いた
この肌ざわりイヤ
暑い
寒い
眠りたい！でも眠れない

「泣き」のバリエーションは増えるもの

だんだん喜怒哀楽の感情が芽生えてきます。すると泣き方のバリエーションも増え、悲しみ、怒り、嫌悪、恐怖などの感情を訴えるために泣きます。また、表情も豊かになります。

怒りの泣き

月齢が進むと自分の感情を伝えるために泣くようになる。気に入らない、怒っていることなどを訴える

不快感による泣き

新生児では快か不快、あるいは興奮による泣きしかないといわれている。不快感による泣きの原因としては、16ページの図のようなものが多い

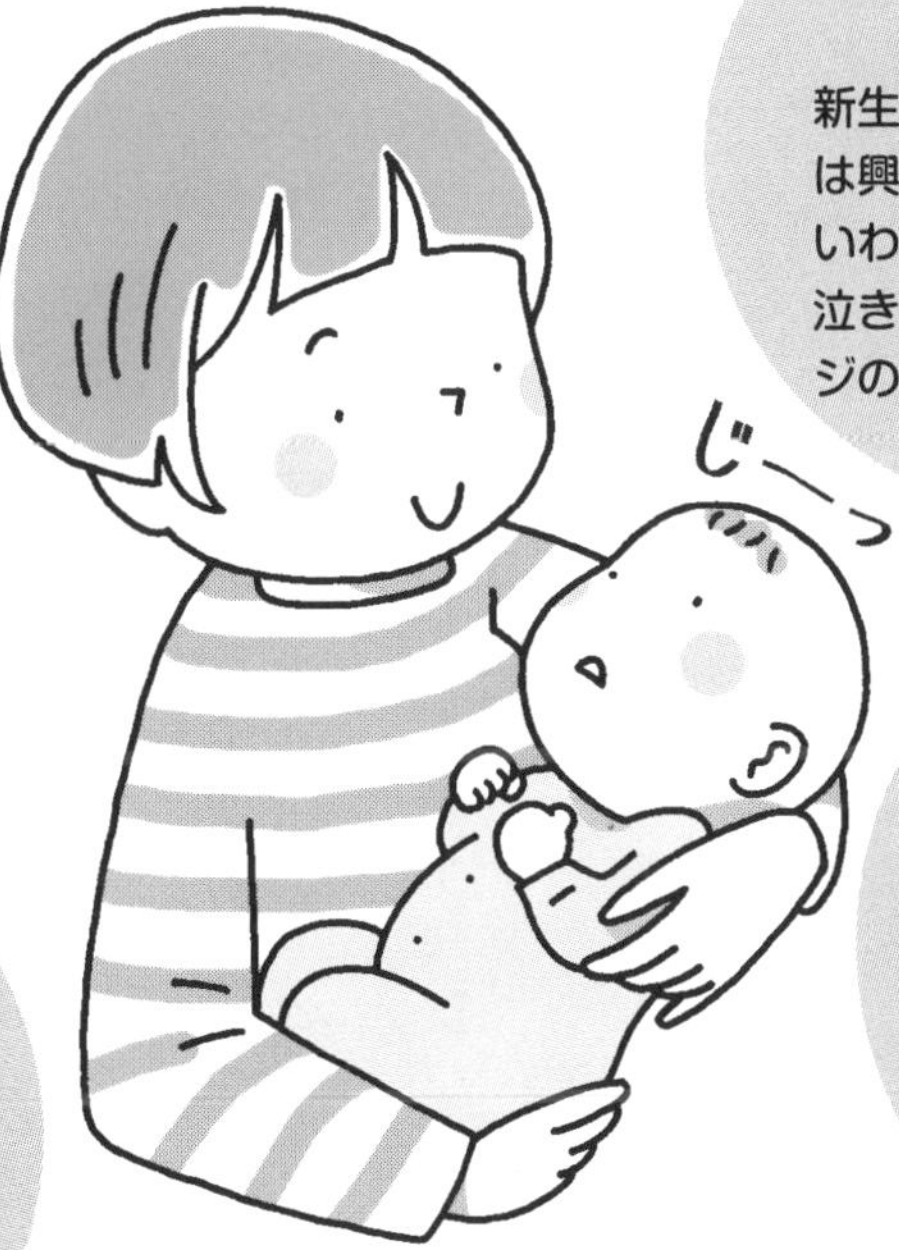

不安感、後追いの泣き

養育者などの信頼している相手が近くにいない、離れてしまうというときに泣く。また、人見知りによる泣きもある

要求がとおらないことの泣き

思いどおりにならない、やってほしいことをしてもらえないなど、自分の要求がかなえられないことを訴える

「泣き」に応じてもらうことで「この人と一緒にいれば大丈夫」という安心感、すなわち、愛着が形成される（→P22）

泣きやませられなくても、落ち込まなくて大丈夫

養育者はしだいに赤ちゃんの泣き方や泣き声でおおよその理由がわかるようになります。ただ、原因すべてがわかるわけではありません。泣きやませられなくても落ち込まなくて大丈夫です。

赤ちゃんがワーッと泣いてあせったときは

赤ちゃんの興奮状態に合わせて、同じくらいのボリュームから少しずつトーンダウンさせながら声をかける。「わあ！　どうしたのかな？　うん、そうだね～、そうだよね～」というように落ち着いて声をかけると、徐々に興奮がおさまってくる

笑う

〇〜二歳ごろ

「笑顔」も成長にともない変化する

「笑顔」は人とのコミュニケーションにおいて重要な要素です。赤ちゃんは新生児のときから笑うすべを身につけていますが、この笑顔もまた成長にともない変化します。

笑顔も少しずつ発達していく

赤ちゃんは生まれて間もないころから「笑顔」を見せます。ただし、この笑顔は大人の笑顔とは少し意味が異なります。

新生児が見せる笑顔は、養育者や周囲からの刺激によるものではなく、空腹が満たされたり、おむつを替えてもらって快適になったりなど、生理的な欲求が満たされたときに見せるものです。これを「新生児微笑（生理的微笑）」といいます。

成長していくうちに人の顔や動きを見てほほえみ返したり、人の声を聞いて笑ったりするなど、人とのやりとりのなかで活発に笑顔を見せるようになります。

笑顔の発達の流れ

心身の発達にともなって笑顔も発達します。最初は反射的な笑顔ですが、しだいに他者とのやりとりのなかで笑顔を見せるようになります。

新生児期
反射的にほほえむ

外からの刺激によるものではなく、心地よい、満足するといった生理的な反応によるほほえみ

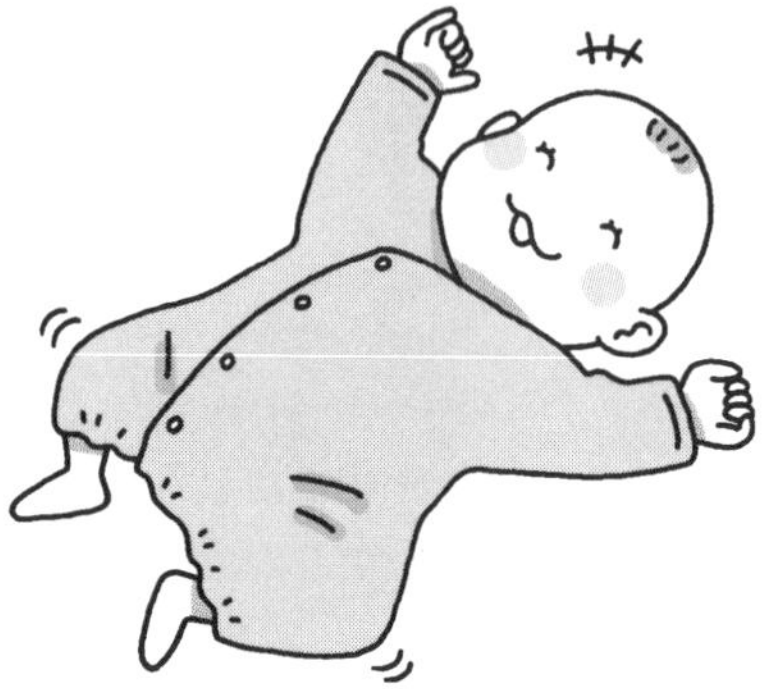

2〜3ヵ月ごろ
周囲の人にほほえむ

周囲の人に向けてほほえむ（「社会的微笑」と呼ばれる）。見知らぬ相手でも、笑いかけられるとほほえみ返すようになる

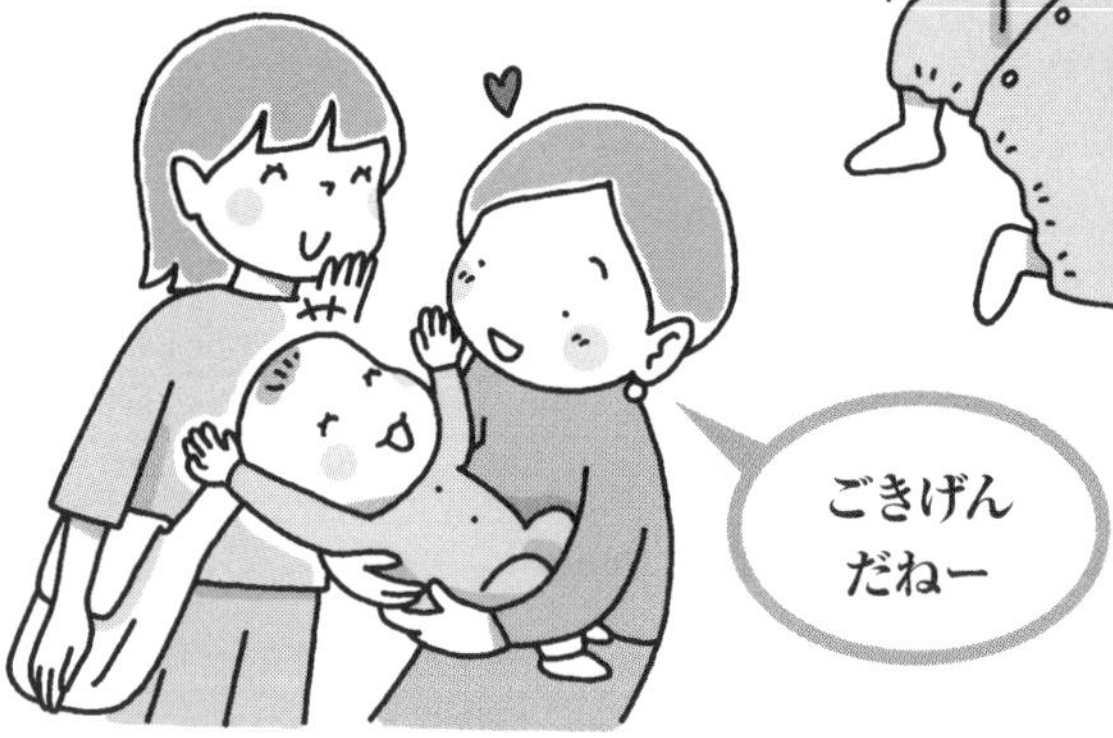

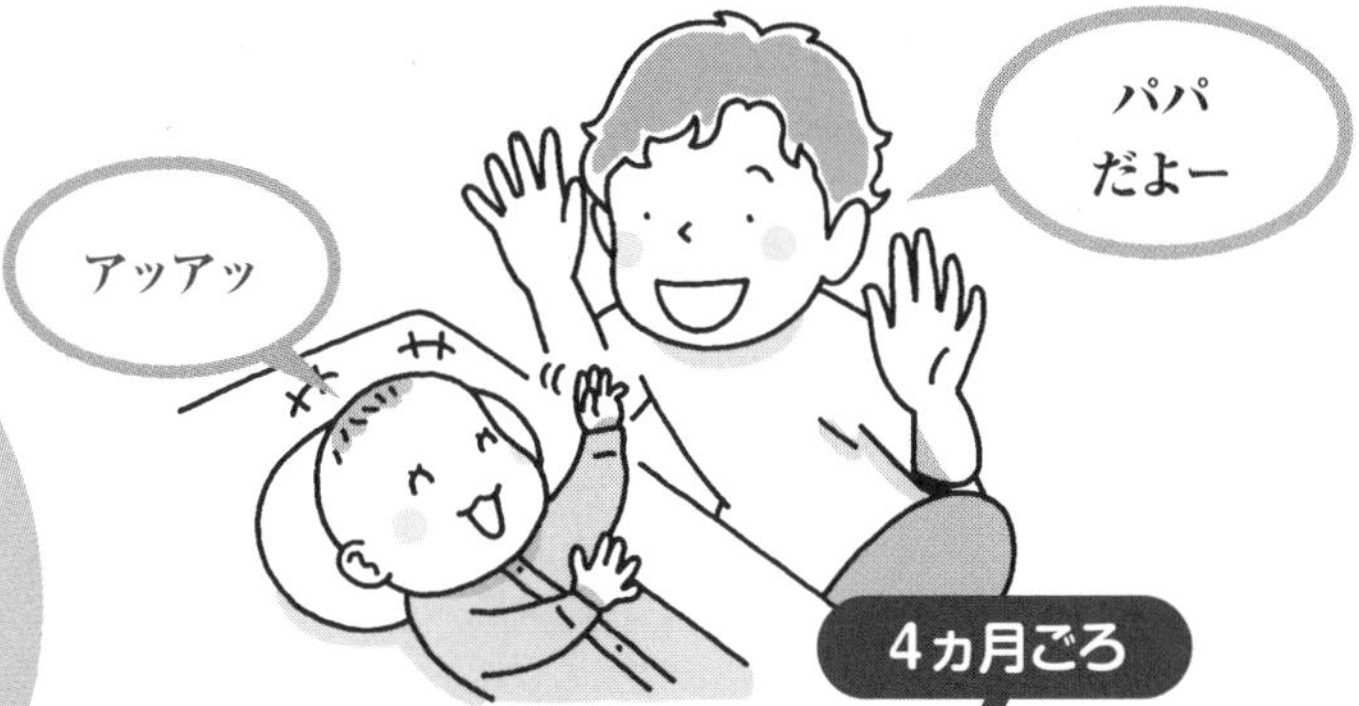
パパ
だよー
アッアッ

4ヵ月ごろ

心地いいと声にだして笑う

のどの発達によって声をだしたり大きく口を開けたりして笑えるようになる。だっこやリズミカルな刺激を受けると機嫌よく笑う

養育者への愛着が形成されはじめたあかし

人見知りは、養育者や身近な人と、それ以外の人との区別がつくようになることで起こる。「愛着」が形成されはじめたあかし （→P22）

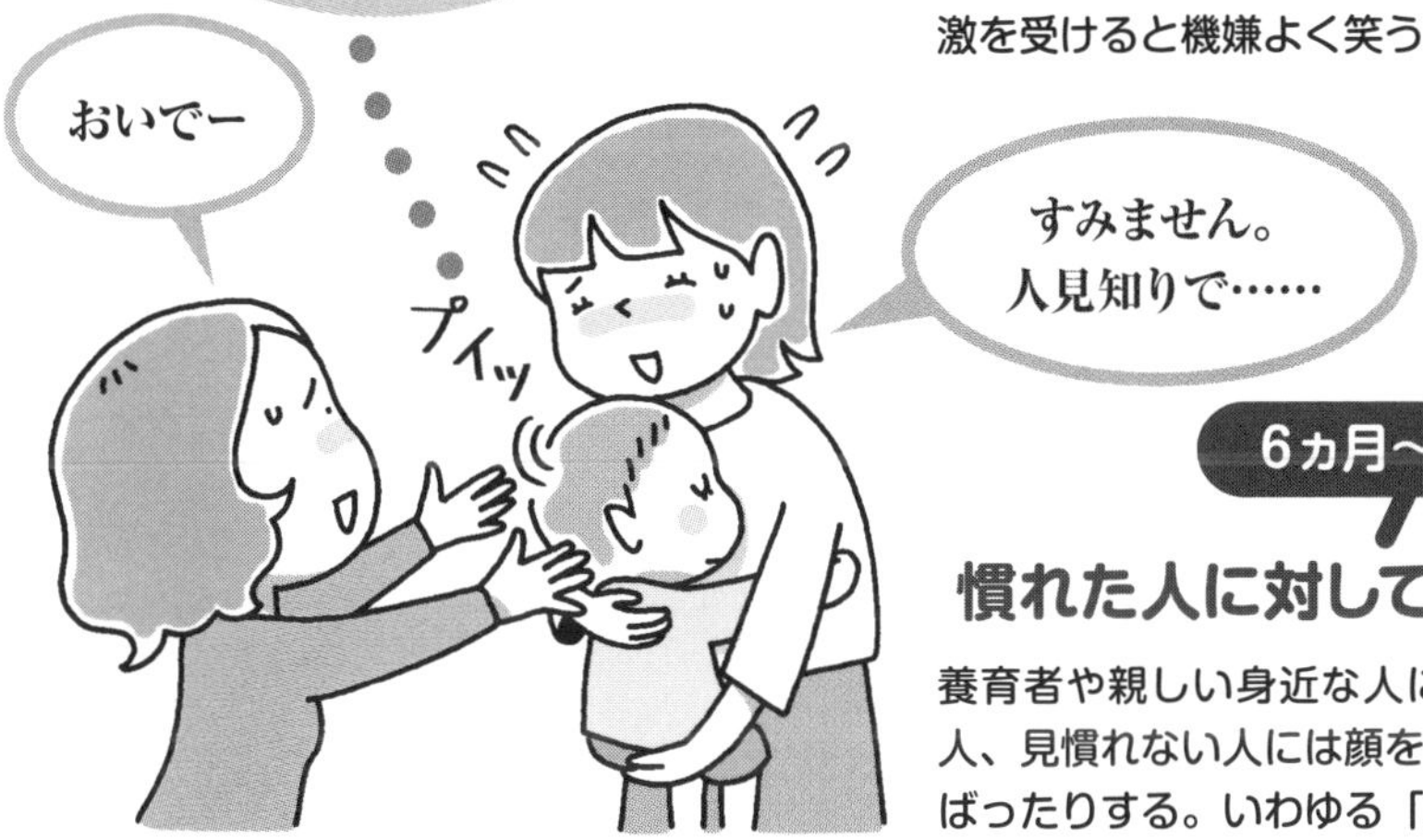
おいでー
プイッ
すみません。
人見知りで……

6ヵ月～1歳ごろ

慣れた人に対して笑うようになる

養育者や親しい身近な人にはほほえむ。知らない人、見慣れない人には顔をそむけたり、表情がこわばったりする。いわゆる「人見知り」のはじまり

赤ちゃんには悲しい顔を見せないほうがいい？

赤ちゃんは表情や声の様子で、相手の感情を感じとっている。無理に感情を押し殺してほほえむと、赤ちゃんは相反する感情を受けとることになり混乱してしまう。自然体で接して大丈夫。こころが疲れているときは、誰かに話を聞いてもらったり、公的レスパイトケア（子育て支援サービス）などを利用して息抜きしよう

個性

０〜三歳ごろ

性格のたね「気質」は生まれつき

赤ちゃんには生まれつき備わった個性があります。

これを「気質」といい、気質をベースにしてその子の性格が形成されていくと考えられています。

気質は大きく３つに分けられる

アメリカの精神科医のトマスとチェスは、以下の９つの側面を観察することによって乳児の気質を３つのタイプに分類しています。

❶ 活動水準
身体運動の活発さの度合い

❷ 接近／回避
新しい刺激に対し、積極的に接近しようとするか、あるいは回避しようとするか

❸ 周期性
睡眠や食欲、排泄などの身体機能の規則正しさ

❹ 順応性
環境の変化に慣れやすいか、変化に対応しにくいかどうか

❺ 反応の強さ
泣く・笑うなどの反応の現れ方の強さ、敏感さ

❻ 反応の閾値《いきち》
視覚や聴覚、触覚などの感覚刺激に対する敏感さやその度合い

❼ 気分（機嫌）の質
快・不快の感情を表す度合い

❽ 気の散りやすさ
外的な刺激を受けたときの反応や集中の度合い

❾ 注意の幅と持続性
特定の行動に携わる時間の長さ、集中の仕方

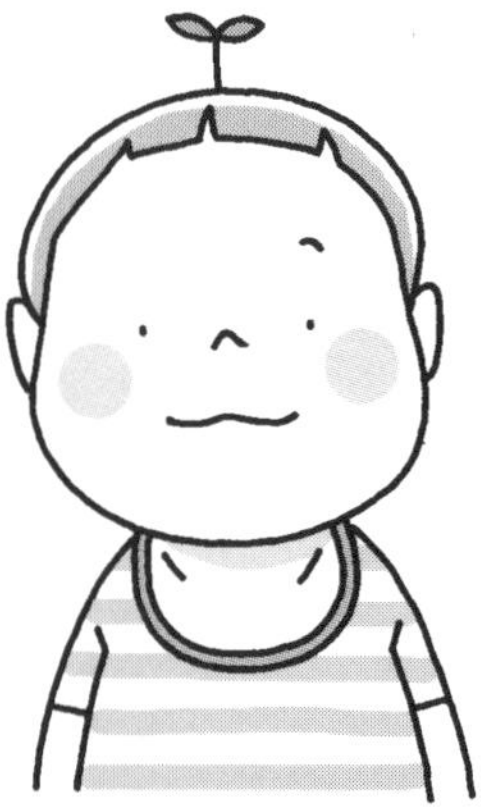

右の３つに当てはまらないタイプも約35％見られ、必ずしもきちんと分類できるわけではない

◆気質①
扱いにくい子ども
睡眠や排泄、空腹の時間が不規則、不機嫌になりやすい、変化を嫌がる、激しく泣いたりぐずったりするなど、育てづらさを感じやすい

◆気質②
扱いやすい子ども
睡眠や排泄、空腹の時間が規則的、機嫌よく過ごす時間が長い、環境の変化に柔軟に対応できるなど、育てやすさを感じやすい

◆気質③
慣れるのに時間がかかる子ども
環境が変わると対応するのに時間がかかったり、活動水準が低かったり、行動を開始するのに時間がかかったりする

その子らしさを育むためには

気質はその子の核になるもの。子どもの性格は気質をベースにしていますが、周囲の人や環境とのかかわり方の影響を受けながらつくられます。

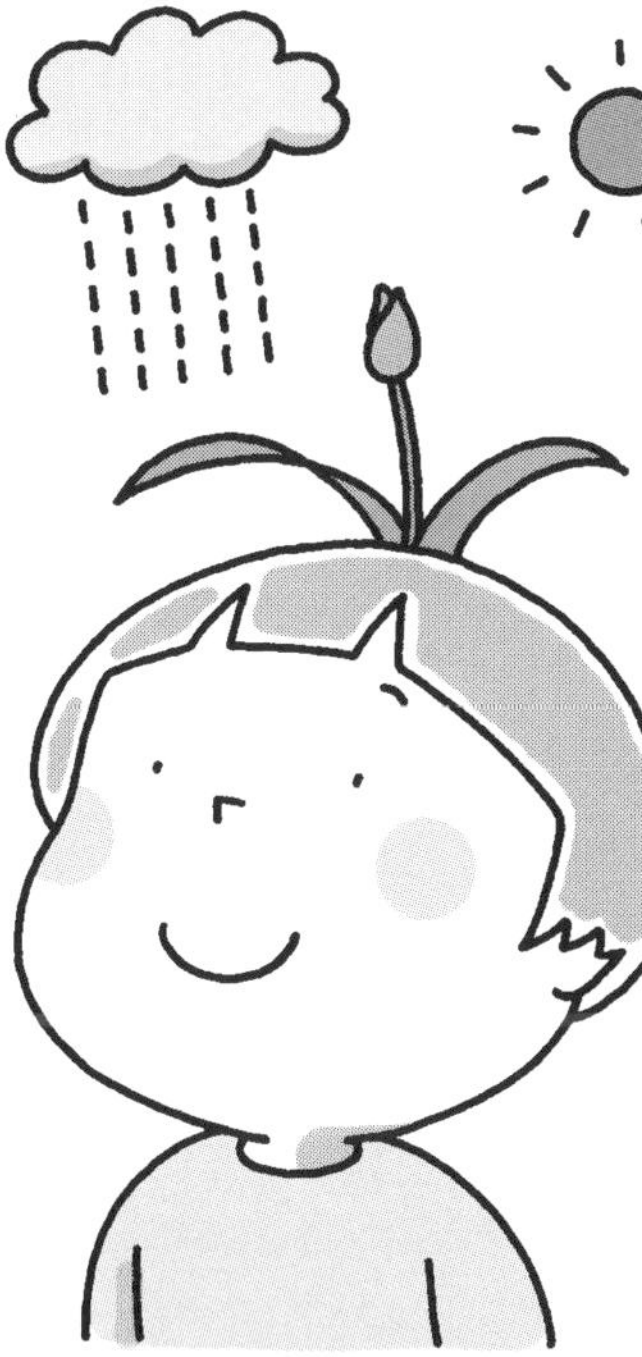

子どもがどんな花を咲かせるのか楽しみ

無理に変えようとしない

子どもの気質をありのまま認める。「人見知りだからもっと積極的にさせよう！」というように、無理に気質を変えさせようとしない

「○○な子」と決めつけない

同じ人見知りでも、年上の子には平気など、人それぞれ。成長段階で変化することもある。○○な子と決めつけて接するのではなく、その子のペースで成長していくことを見守ろう

困っていたらサポートを

成長過程のなかで、本人が自分の気質が原因で困っていることがあったら、どうしたら過ごしやすくなるか、一緒に考えてサポートしよう

気質が核となって人格がつくられる

月齢が同じくらいの赤ちゃんでもそれぞれに特徴が見られるものです。どこでもすぐに眠れる子もいれば、いつも活発で元気いっぱいの子、怖がりで甘えん坊な子、行動がゆっくりでマイペースな子など個性豊かです。こうした性格の核になっているのがその子が生まれもった「気質」です。

アメリカの精神科医のトマスとチェスは、活動水準、接近／回避など九つの側面を観察し、五段階で評価した結果に基づき、乳児の気質を大きく三つに分類しています（→P20）。

気質は乳幼児期のうちは大きく変わることはないといわれています。しかし、大人になってその気質がそのまま性格として現れることもほぼありません。気質はその子の核となりますが、性格は、周囲の人たちや環境とのかかわり方の影響を受けながら育つものだからです。

愛着

〇～三歳ごろ

応答的なかかわりが愛着形成を促す

赤ちゃんは養育者など特別な人にくっついたり、その人のそばにいることで安心感を得ます。このように、赤ちゃんが特定の人に対して築く強い情緒的なつながりを「愛着」といいます。

愛着はどう生まれる？

赤ちゃんは不快や不安、苦痛を感じたときになだめてもらうことをくり返し経験することによって、安心感を得て、ここは安全な場所だ、という確信をもつことができます。

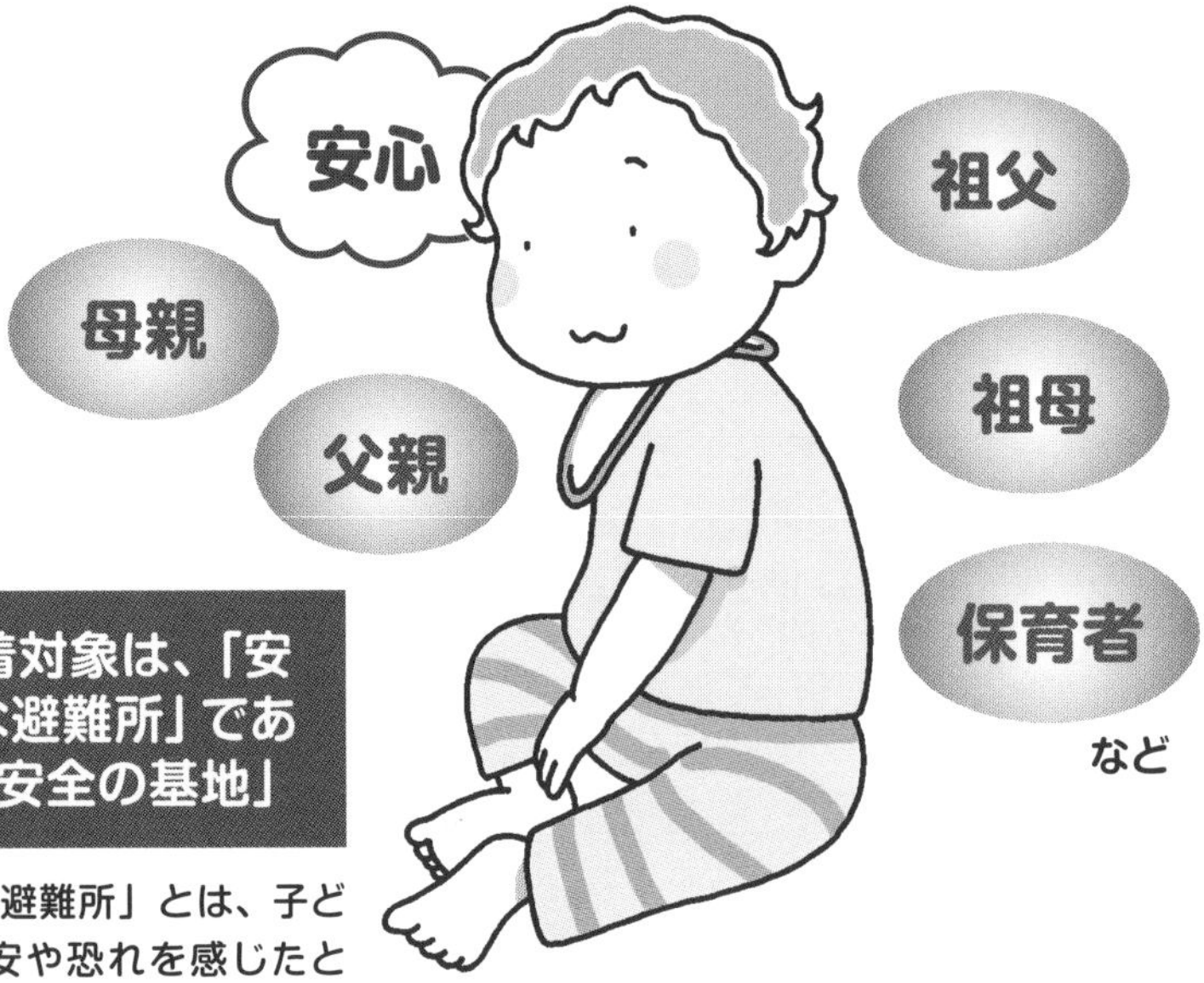

愛着対象は、「安全な避難所」であり「安全の基地」

「安全な避難所」とは、子どもが不安や恐れを感じたとき、「ここに戻れば大丈夫」と思えるような相手や場所のこと。安心感を得た赤ちゃんは、愛着対象を「安全の基地」として、周りの世界を探検するようになる

愛着行動

赤ちゃんは、自分を守ってもらうために、養育者の近くにいようとする。そのための行動を愛着行動といい、以下の３つがある

定位行動
目で追いかけたり（注視行動）、声を聞こうとしたりする行動

発信行動
泣いたり笑いかけたり、声をだしたりする

接近行動
しがみついたり、よじのぼったりする。対象が離れようとすると後追いすることもある

子どものシグナルに
くり返し応えることで、愛着は形成される

泣いたりぐずったりしたときに不快を取り除き、安心させてもらう経験をくり返すことで、赤ちゃんはその人への愛着を形成していきます。親も、子どもとのやりとりをくり返すことで、シグナルの読みとりや、シグナルに応じることが、だんだんと上手になっていきます。

楽しいね

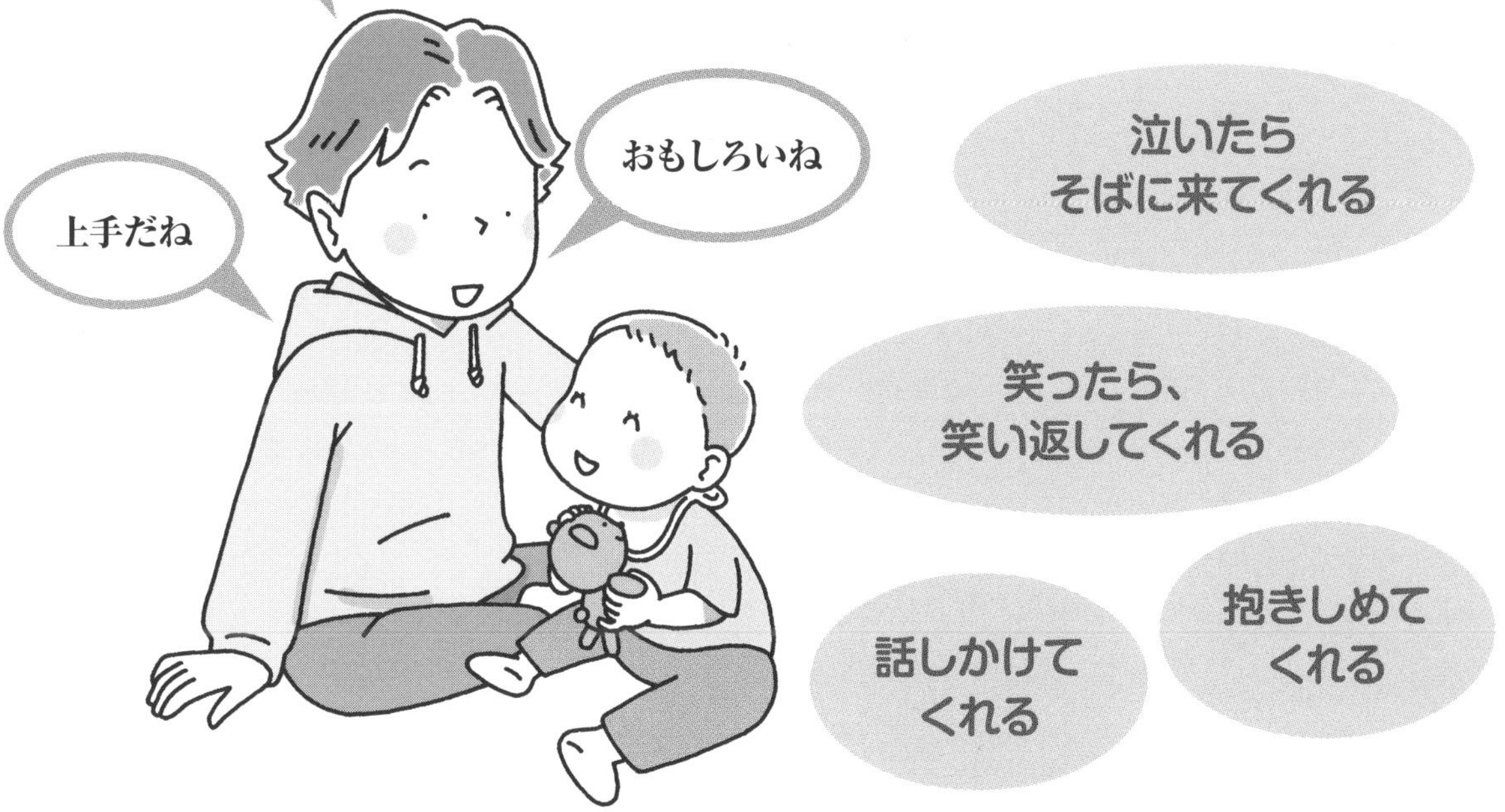
上手だね
おもしろいね
泣いたら
そばに来てくれる
笑ったら、
笑い返してくれる
話しかけて
くれる
抱きしめて
くれる

自分を守ってくれる特別な人を、赤ちゃんは見分ける

多くの赤ちゃんは生後六ヵ月ごろになると、「人見知り」をしはじめます。人見知りは、自分がよく知らない人に対して起こる不安や恐れの反応で、赤ちゃんが特定の人に対して愛着を築きはじめたことを表すものです。

赤ちゃんは、自分の不安や不快を取り除き、安全と安心をもたらしてくれる人に、愛着を築きます。不安なときに泣いて親に訴えたり、だっこを求めたりするのは、くっつくことで安心感を取り戻すためです。

焦らず、ゆっくりと関係を築いていこう

赤ちゃんが愛着行動（→P22）を示したときに、それに応じる形でだっこをしたり、話しかけたりするなど、応答的なかかわりをくり返すことによって愛着の形成が促されていきます。焦らず、赤ちゃんとの関係をゆっくり築いていきましょう。

COLUMN

赤ちゃんには想像力がある？

ありえないことに気づくことができる

赤ちゃんの脳はまだ発達の途中なので、難しいことはなにもわからないと思われがちです。しかし、赤ちゃんでも数の概念やモノの性質を認識する原始的な能力が備わっていることがわかっています。

東京大学の開一夫氏らのグループの実験では、生後六ヵ月ごろの赤ちゃんに人形が一つ落ちるときに「トンッ」と一回音がすることを映像で示したあと、人形を隠して実際に音だけを聞かせ、そのあと人形を見せることを行いました。二回「トンッ」「トンッ」と音がしたときには、人形が二個あるのは当然とばかりに目をそらしました。しかし、二回音がしたあと、人形が三つある状態を見せると、まるで、つじつまが合わない、というかのように長く人形を見つめたのです。音と人形の数が合わないことを不思議に思ったかのような行動をしています。

このように赤ちゃんは大人が思っている以上の能力を備え、外の世界を見つめ、頭をはたらかせているのです。

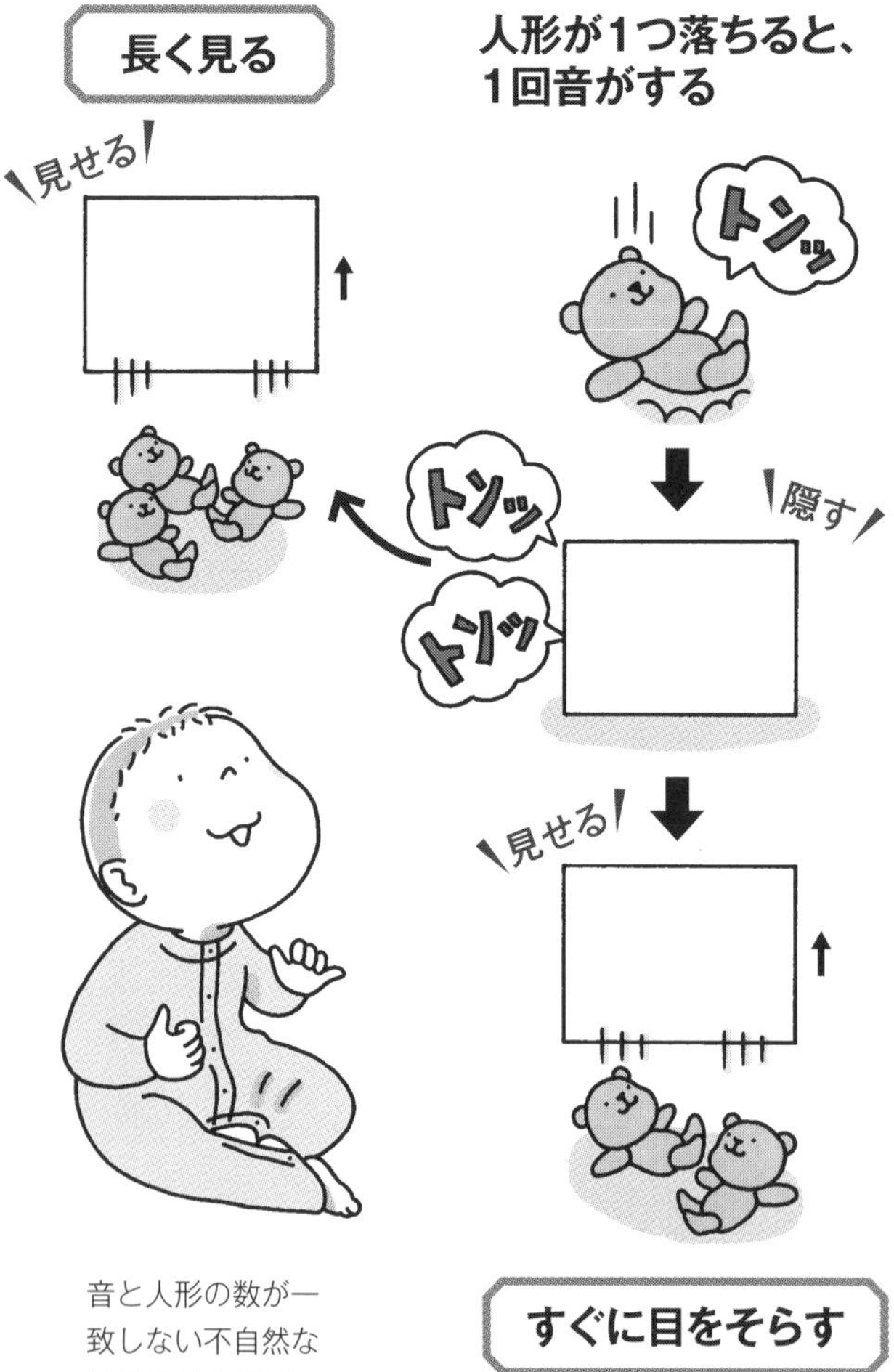
人形が1つ落ちると、
1回音がする
トンッ
隠す
トンッ
トンッ
見せる
すぐに目をそらす
長く見る
見せる

音と人形の数が一致しない不自然なほうを長く見る

2

触って、歩いて、世界を発見する

自力で移動する方法を身につけた子どもは、行動範囲を広げていきます。子どもたちにとっては、目に入るモノ、触るモノのすべてが新鮮。新しい世界の発見です。

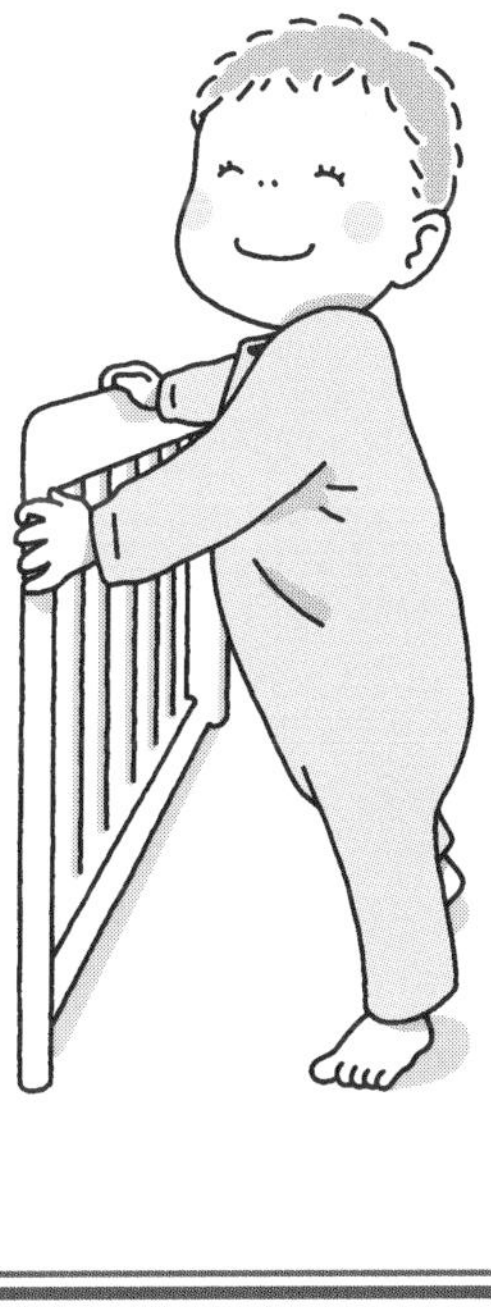

手指の発達①

二〜一〇カ月ごろ

触って、なめて、自分を確認する

生まれたばかりの赤ちゃんにとって、自分のからだも含めて周りにあるモノはすべてが初めて。赤ちゃんは触れながら、それらを一つずつ確認します。

どんどん触って、自分を発見！

　自分のからだがどうなっているのか、どんなふうに動かせるのかを確認するため、自分の手足をなめたり動かしたり、その動きをじっと眺めたりするようになります。

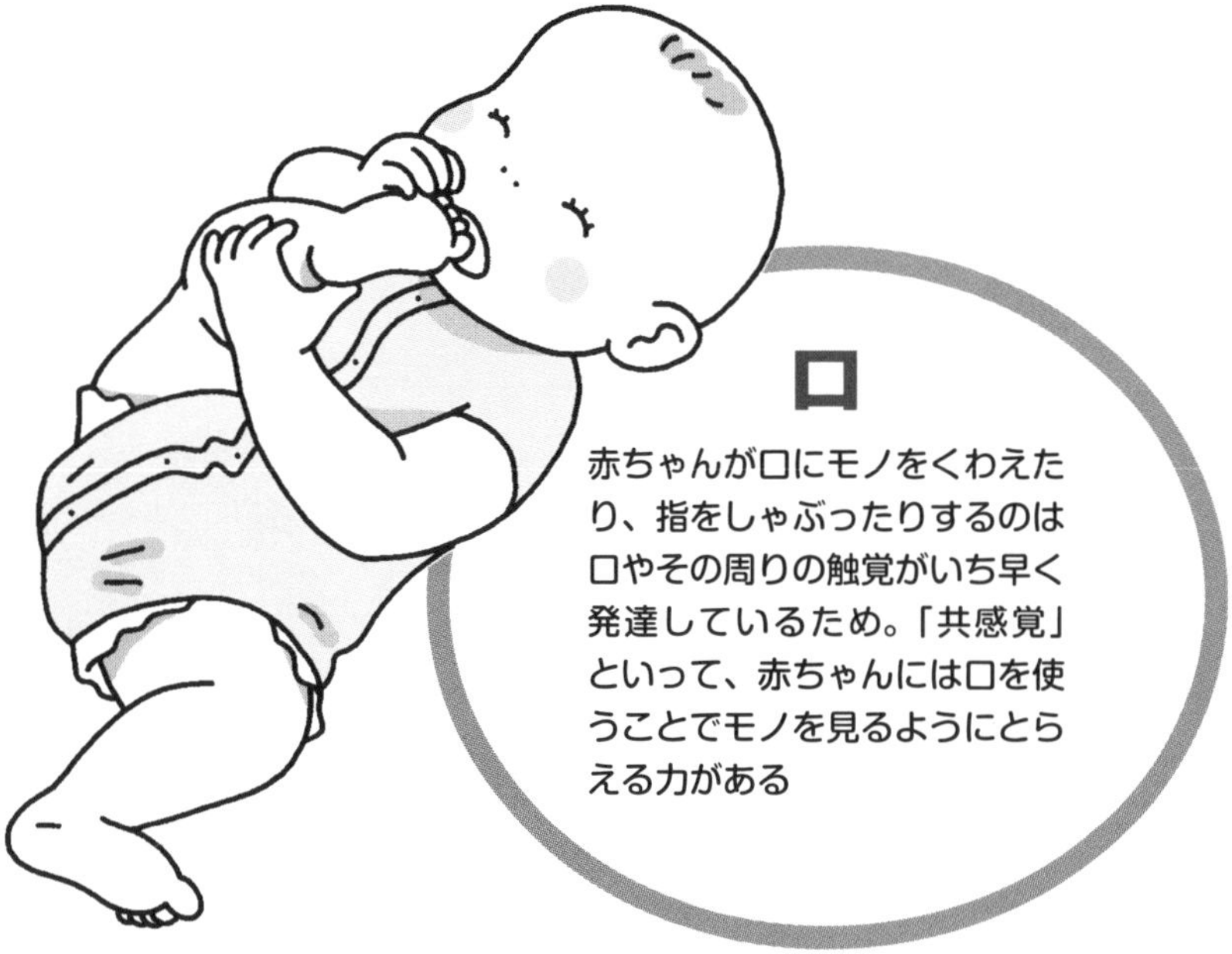
口
赤ちゃんが口にモノをくわえたり、指をしゃぶったりするのは口やその周りの触覚がいち早く発達しているため。「共感覚」といって、赤ちゃんには口を使うことでモノを見るようにとらえる力がある

「知る」はじまりは触ることから

　おなかの中にいる赤ちゃんが最初に獲得するのは口やその周りの感覚です。おなかの中で指をしゃぶったり、舌をだしたりしているのはそのためと考えられています。誕生後も未知のモノと接するときはまず口で触れることでそれがなんなのか、どういうモノなのかを確認しようとします。

　赤ちゃんにとっては、まだ自分のからだもよくわからない存在です。そこで、手足を動かしたり指をしゃぶってみたり、積極的に自分のからだに触れ、自分を発見しています。頭を壁やベッドにトントン打ちつけるのも、自分の後ろ側を確認している最中だからです。

頭

頭や自分の後ろは最も意識しにくい部分。頭を動かせるようになると後ろを振り返ったり、頭を壁やベッドの柵に打ちつけたりするようになる。危険がないかぎりは自由にさせてあげてよい

手

生まれたばかりの赤ちゃんの手は、軽く握るような形で細かい動きはまだできない。最初に単独で動くのは親指で、そのあと少しずつほかの指を動かしたり、指をからませたりするなど、細かな動きができるようになる（→P28）

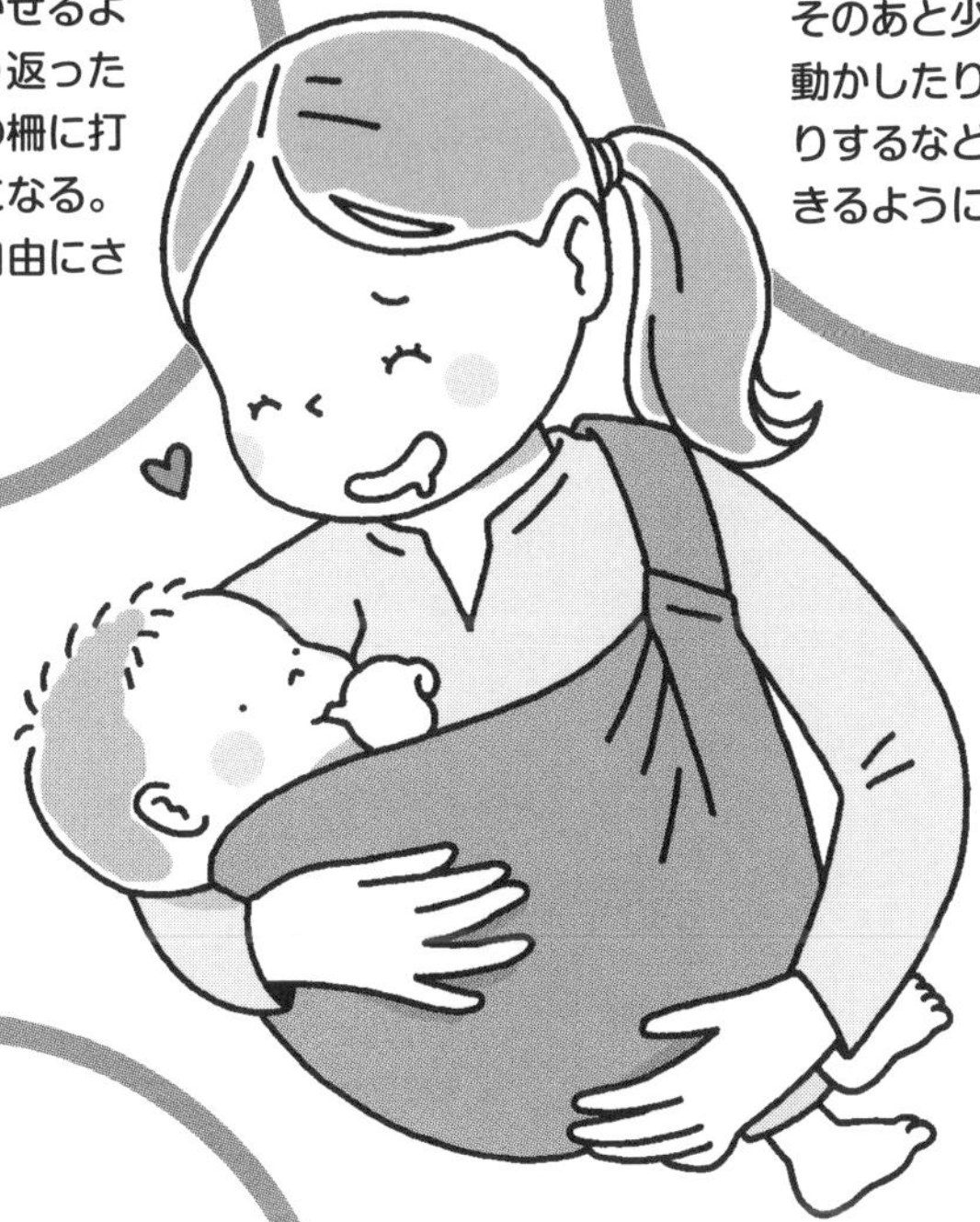

赤ちゃんは触る以外の方法でも養育者の存在を感じとっている。だっこされているときのぬくもりやにおい、自分が触れている感覚、触れられている感覚などを全身で感じている

足

あおむけの状態で足を上げたり下げたり、うつ伏せの状態で足の親指を使って向きを変えたり、回ったりすることで足を使うことを覚えていく

だんだんと五感とからだが連動する

さらに成長すると、五感から得た情報が脳でとりまとめられ、からだの動きと連動するようになります。これを「協応《きょうおう》」といいます。より正確にモノを認識し、からだを動かせるようになるのです。

一般に、触覚や味覚、嗅覚は早い段階から発達します。その一方で、視覚や聴覚はゆっくりと発達していくため、連動するようになるには時間がかかります。

手指の発達②

0〜一歳ごろ

最初はグー。だんだんグーパーへ

成長にともなって手指が発達すると、少しずつ自分の意思で指を動かせるようになります。自分の手を道具として使うことを身につけていくのです。

1歳ごろまでの手指の発達段階

赤ちゃんの手指の発達は成長にともない少しずつ進みます。初めは反射的に握るだけだったのが（→P13）、だんだんと自分の意思で器用に動かせるようになっていきます。

0〜2ヵ月ごろ

ほとんどグーの形

多くはキュッと握った形のまま。自分の意思でつかむことはまだできない

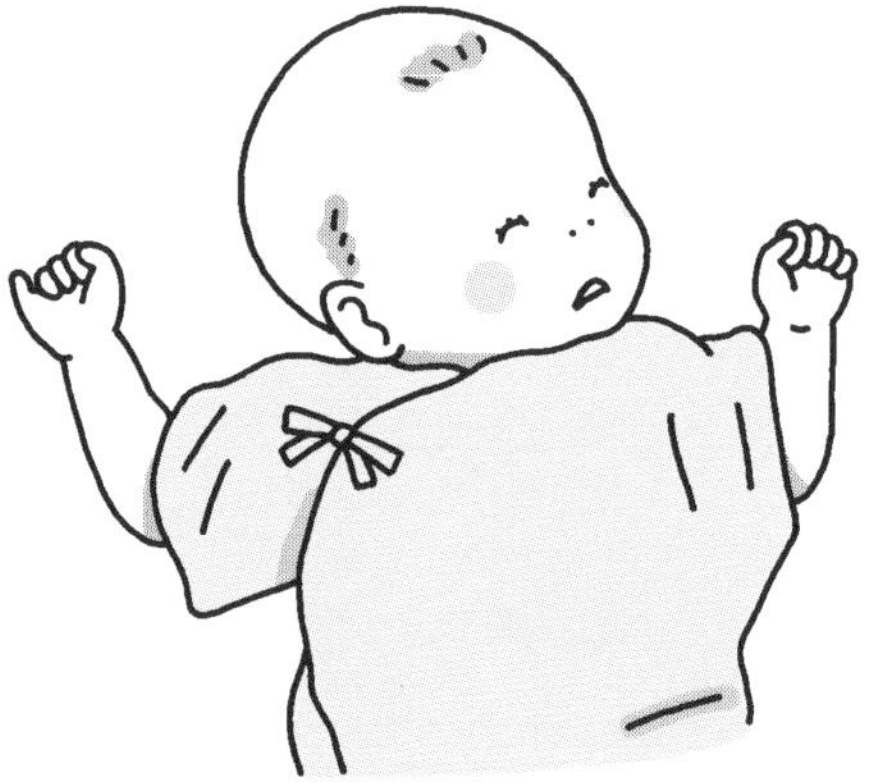

3〜6ヵ月ごろ

興味のあるモノを握る

ガラガラやにぎにぎなどのおもちゃをもたせてあげると、自分で握ることができる。4ヵ月ごろからは目で見て興味があるモノに手を伸ばすようになる

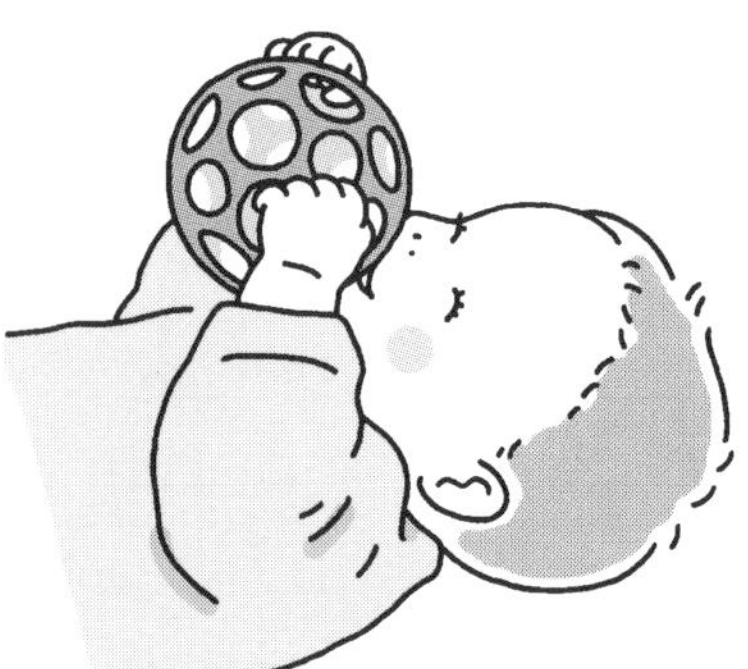

まずはグーから。だんだん複雑な動きへ

生後二ヵ月ごろまでの赤ちゃんの手指は自然に握った形をしています。原始反射（→P12）で動くことはありますが、手指を使った複雑な動きはまだできません。

手指の動きは脳の機能の発達とともに変化し、徐々にできることが増えていきます。

生後四ヵ月ごろになると興味のあるモノを「握る」ことができるようになります。五ヵ月以降くらいからは手を伸ばして「つかむ動作」をするようになっていきます。

そして、一歳ごろになると片手でつかんだり、指先を器用に使って「つまむ操作」ができるようになったりします。

5ヵ月ごろ〜

手を伸ばしてつかめるように

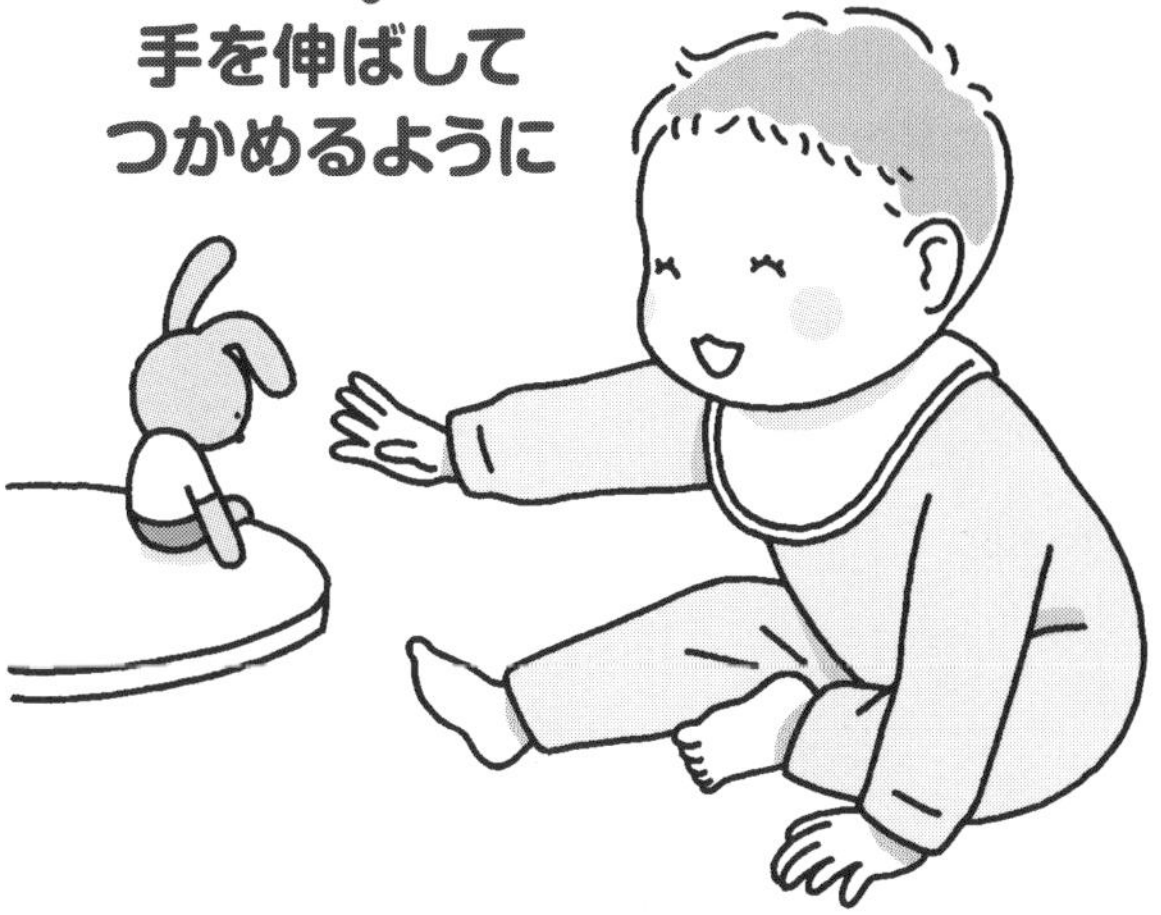

自分が興味をもったモノに手を伸ばし、つかめるようになる

10ヵ月〜1歳ごろ

モノをつまめるようになる

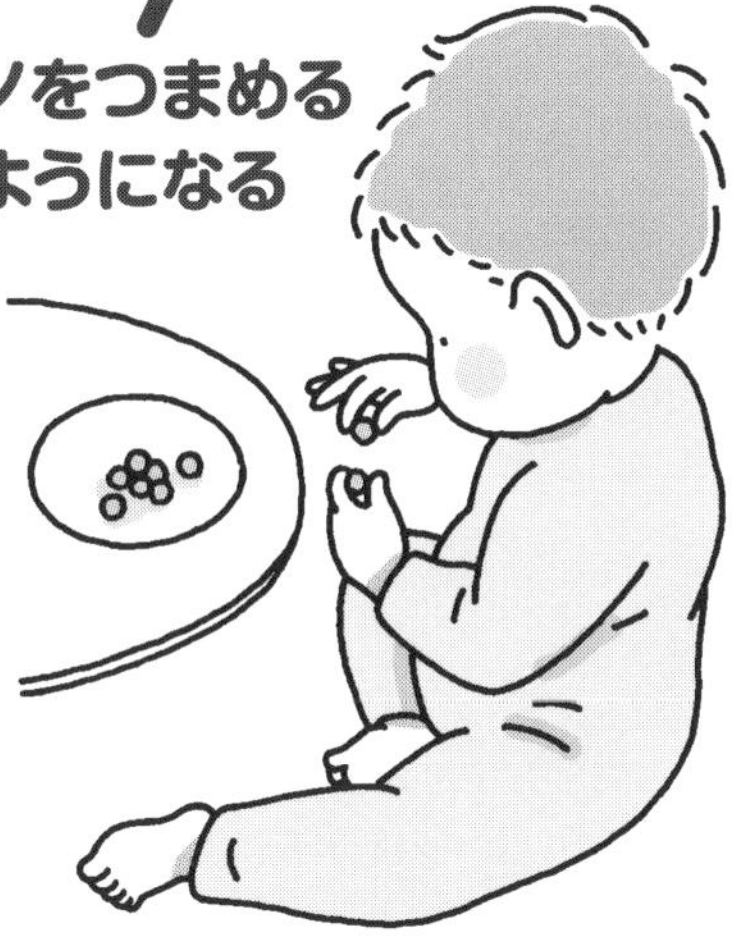

親指とひとさし指を使ってモノをつまめるようになる。また、興味を示したモノに指さしをする

1歳ごろ〜

複雑な動きができるように

指先や手首の使い方がさらに上達し、積み木あそびをしたり、食事のときにはスプーンを使ったりできるようになる

モノをつかめるのは練習のおかげ

赤ちゃんは、手指を動かすなかで、「リーチング」といって目で見たモノに手を伸ばし、それをつかむ練習もしています。目で見たモノをつかむには、「目と手の連動（協応）」が不可欠です。モノを見ながら手からの距離を理解して手の動きを調節するのですが、最初はうまくできません。空振りしながらも何度もくり返し練習して、動作を覚えていきます。

赤ちゃんに利き手はあるの？

利き手がわかるのは３～４歳ごろになってからです。ただ、生まれた直後から左右どちらか一方を向いて寝ることが多いなど、手やからだの動きには左右で差があることがわかっています。

ハイハイ

八ヵ月〜一歳ごろ

ハイハイで新たな世界を発見！

ハイハイするようになると、赤ちゃんは自力で移動できるようになります。行動範囲が広がり、さらなる心身の発達が促されます。

まず頭からもち上げられるようになる

発達段階には法則性があります。まず頭をまっすぐに保てるようになると次に首がしっかりとすわり、腰や足が発達します。発達は頭部から手足へと、さらに胴から肩や腕、手、指先へというように中心部から末端へと進みます。

全身をバランスよく使う「粗大運動」が可能になると、次に手指を細かく使う「微細運動」ができるようになります。

この法則にしたがい赤ちゃんはいくつかの段階を経て、生後八ヵ月ごろになるとハイハイができるようになります。自分の意思で自由に動き回れるようになり、行動範囲がぐんと広がります。

ハイハイはすぐにできる？

ハイハイができるようになるまでには、下記のようにいくつかのステップがあります。ただし、運動機能の発達は個人差が大きくでます。

- 0ヵ月：胎児の姿勢のまま
- 1ヵ月ごろ：うつ伏せにすると、あごを上げて、頭をまっすぐ保てる
- 2ヵ月ごろ：うつ伏せにすると胸までからだをもち上げられる
- 3、4ヵ月ごろ：首がすわる
- 6ヵ月ごろ：寝返りができるようになる
- 8ヵ月ごろ：ハイハイができるようになる

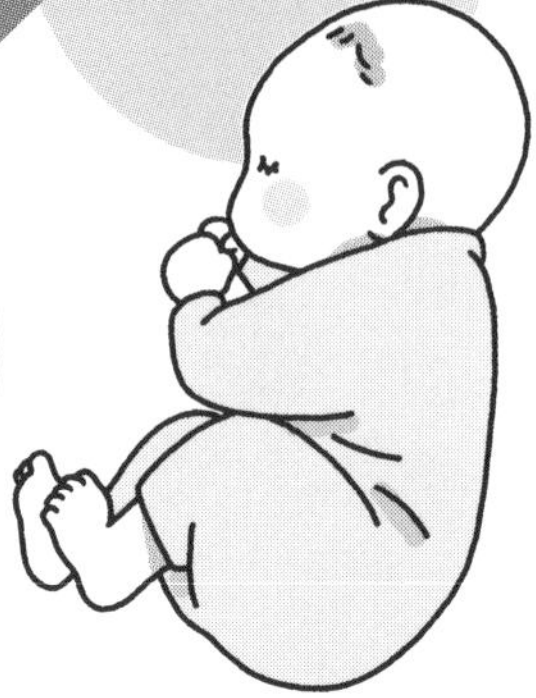

ハイハイで世界が広がり成長していく

それまでは誰かの助けがないと移動できませんでしたが、ハイハイができると自分の意思で動けるようになり、世界が広がります。

自分でゴールを決めている

おもちゃをとりに行くとか、母親のところまで行くというように移動先のゴールを自分で決め、そこに向かってまっしぐらに進む

自分の行ける距離でハイハイする

おおよその距離感を理解できると、養育者のもとに行くため、あるいは呼ばれたときに自分が行ける距離ならハイハイで移動するようになる

いろいろなモノに興味をもつ

自力で移動できるようになるため、周囲のいろいろなモノや場所に興味を示すようになる

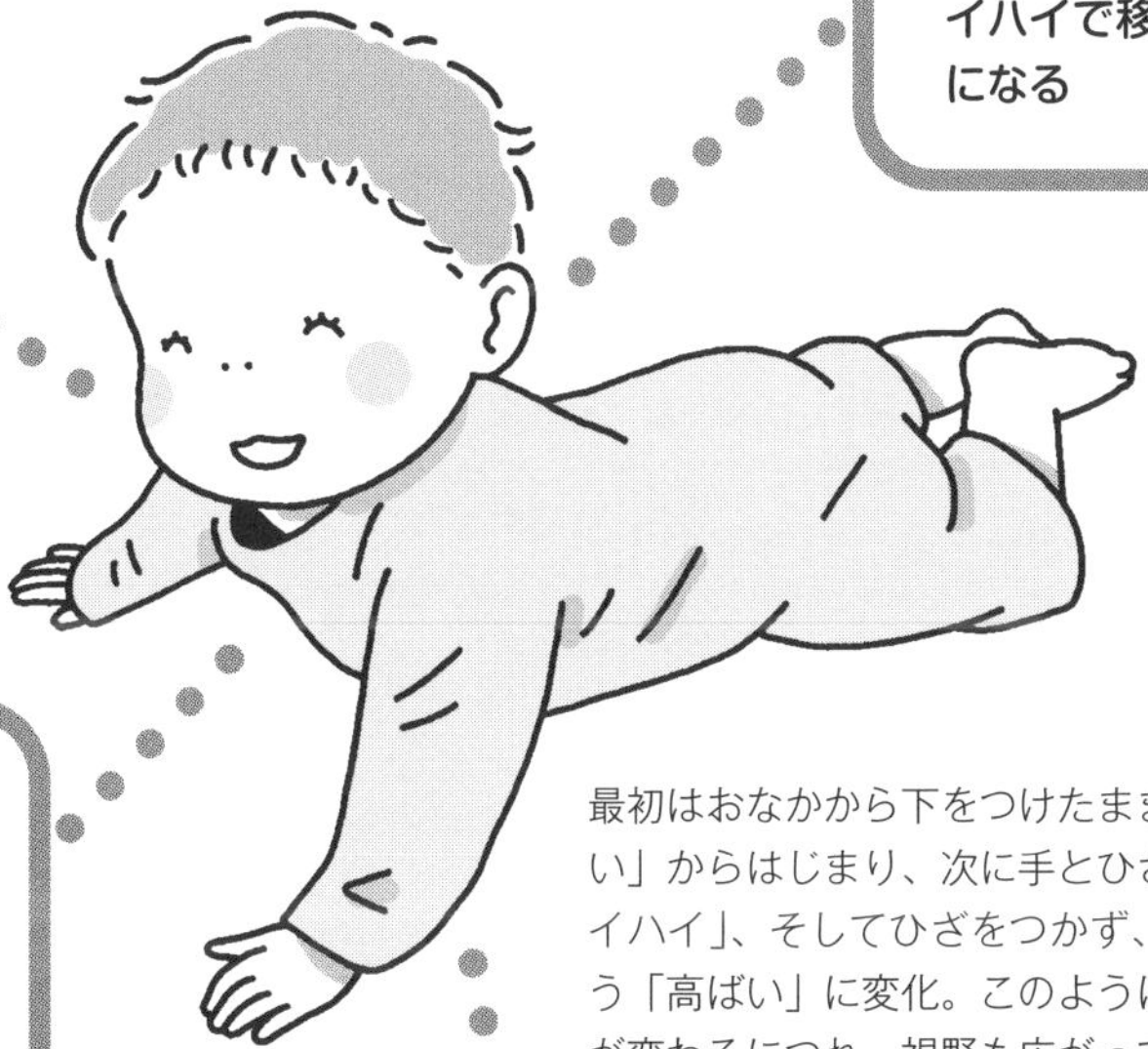

最初はおなかから下をつけたままの「ずりばい」からはじまり、次に手とひざをつく「ハイハイ」、そしてひざをつかず、つま先を使う「高ばい」に変化。このように視線の高さが変わるにつれ、視野も広がっていく

後追いをするようになる

相手と自分の距離を見る。養育者が自分から離れると後を追ったり、置いていかれるという不安から泣きだしたりすることも

周囲の状況を読みとるようになる

ドアを開けて部屋の外にでようとしたり、戸棚を開けたり、ゴミ箱をひっくり返したりするなど周囲の様子をよく見て、しくみを理解する

歩く①

一歳ごろ～

歩くまでのステップには個人差がある

お座りやハイハイを経て赤ちゃんは自力で立ち、やがて歩けるようになります。この喜ばしい瞬間は、赤ちゃんが日々努力を重ねた成果です。

歩くまでのステップ

ハイハイから歩くようになるまでにはいくつかのステップがあります。歩くまでに時間がかかる子もいますが、それはその子に必要な時間です。あせらず見守りましょう。

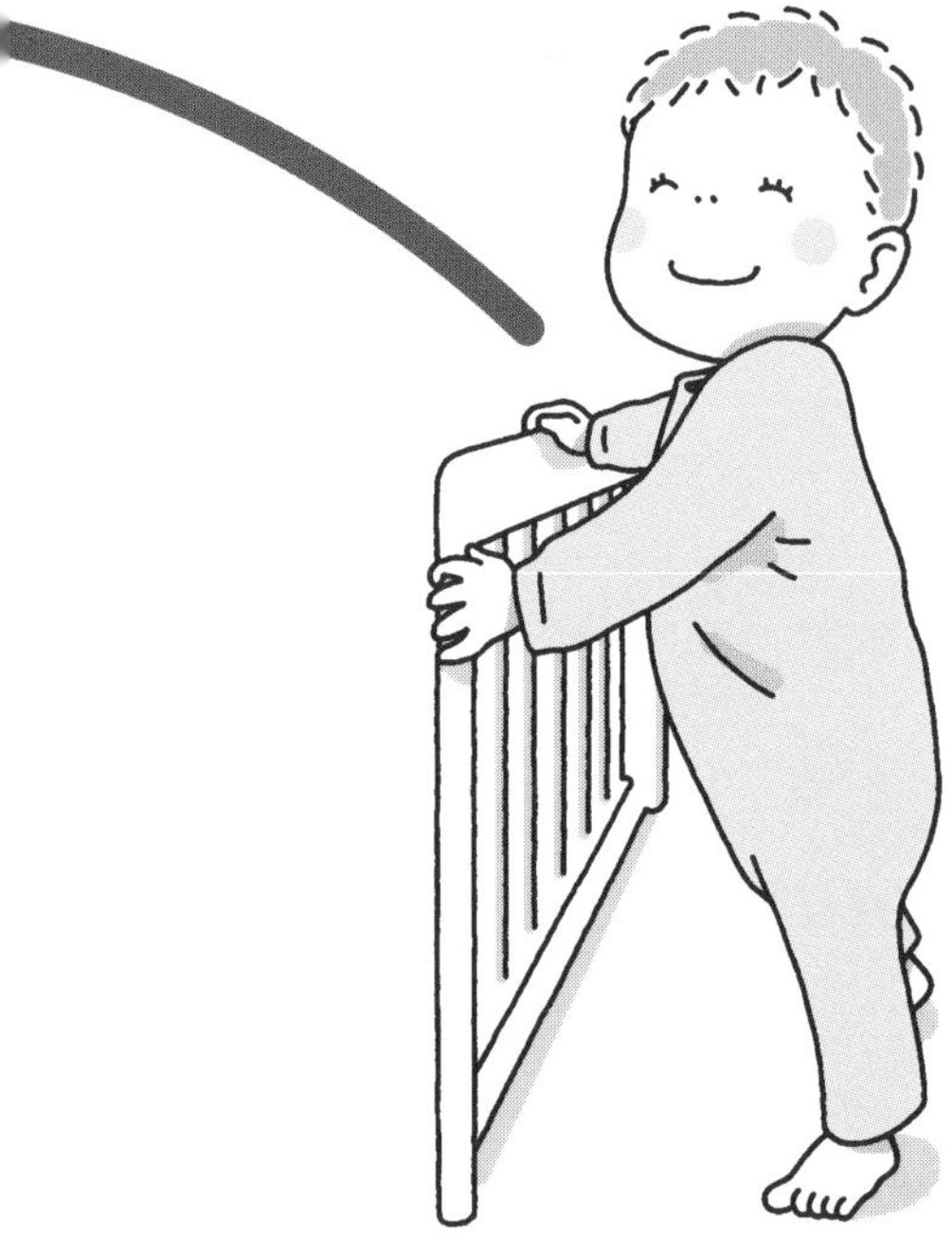

つかまり立ち

テーブルや壁、ベビーサークルの柵などにつかまって立ち上がる。まだバランスをとるのが難しく、立てても歩くことはできない

「立った!」の瞬間がくるのは人それぞれ

立って歩くことは大人にはなんでもないことですが、赤ちゃんにとっては地道な努力を積み重ねたすえに可能になる動作です。

成長にともない筋肉が発達すると、まずはハイハイを覚えます。次に、つかまり立ちやつたい歩きをしながら、転ばないようにするバランス感覚や、全身の協調運動を身につけていきます。

赤ちゃんが歩くまでのステップには個人差があります。全員が同じ段階を経るわけではなく、そのスピードやタイミングは人それぞれです。早くから立って歩きはじめる子もいれば、慎重でなかなか立ち上がらない子もいます。

順番どおりにいかなくても心配しないで

つかまり立ちやつたい歩きのステップを順番どおりに進むとはかぎらない。個人差があり、つかまり立ちから短い期間で歩きだす子もいるので、その子なりの歩みを見守ろう

つたい歩きをする

テーブルや壁、柵などにつかまりながら歩く。方向転換がうまくできず、自分の歩きやすい方向にしか進まないことが多い

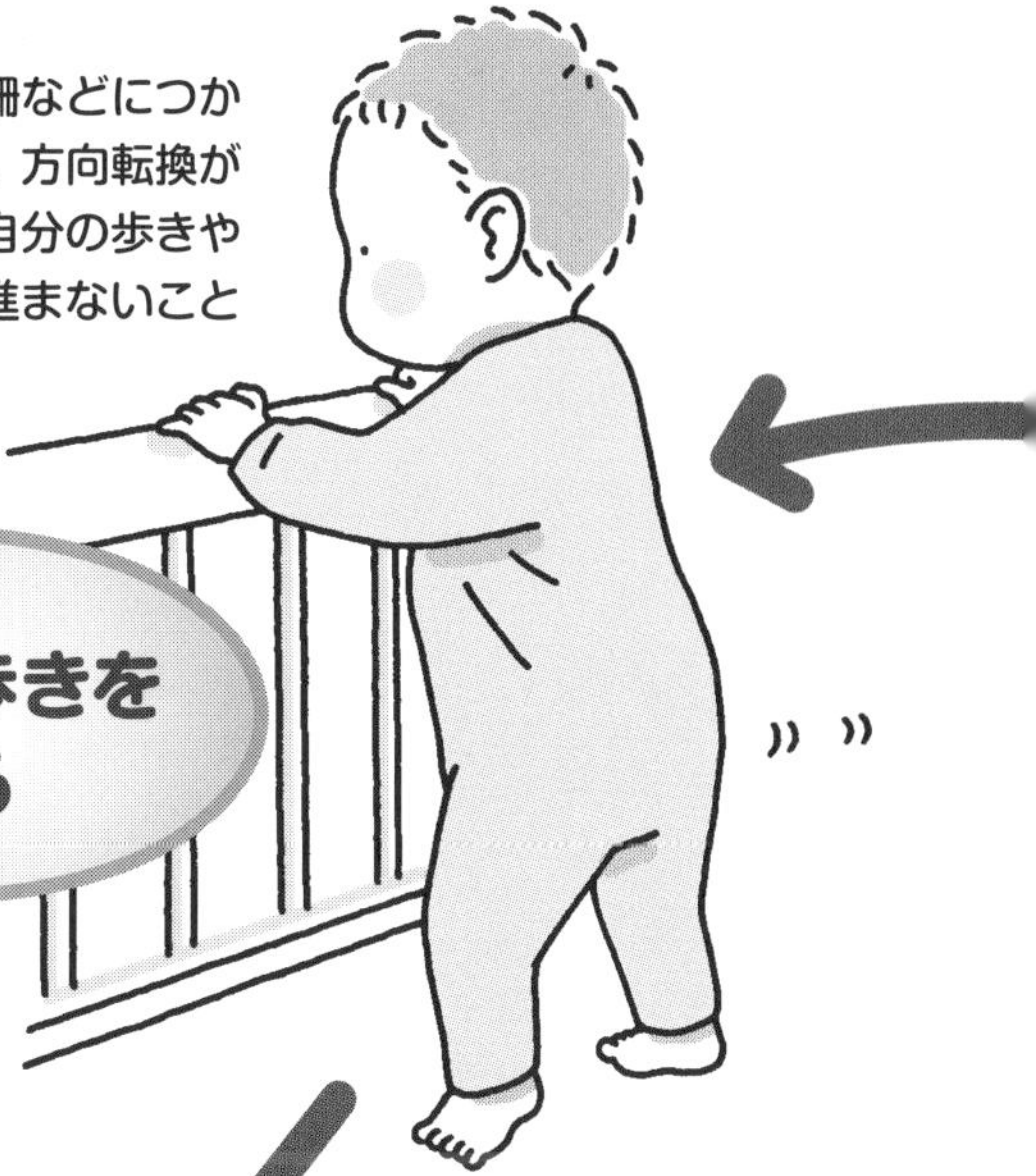

つかまったまましゃがむ

手でどこかにつかまったまま屈伸運動のようにしゃがんだり立ったりする。体幹がしっかりとし、脚力がついてきた証拠。やがて、手を離し、自力で立つようになる

支えなしで立つ

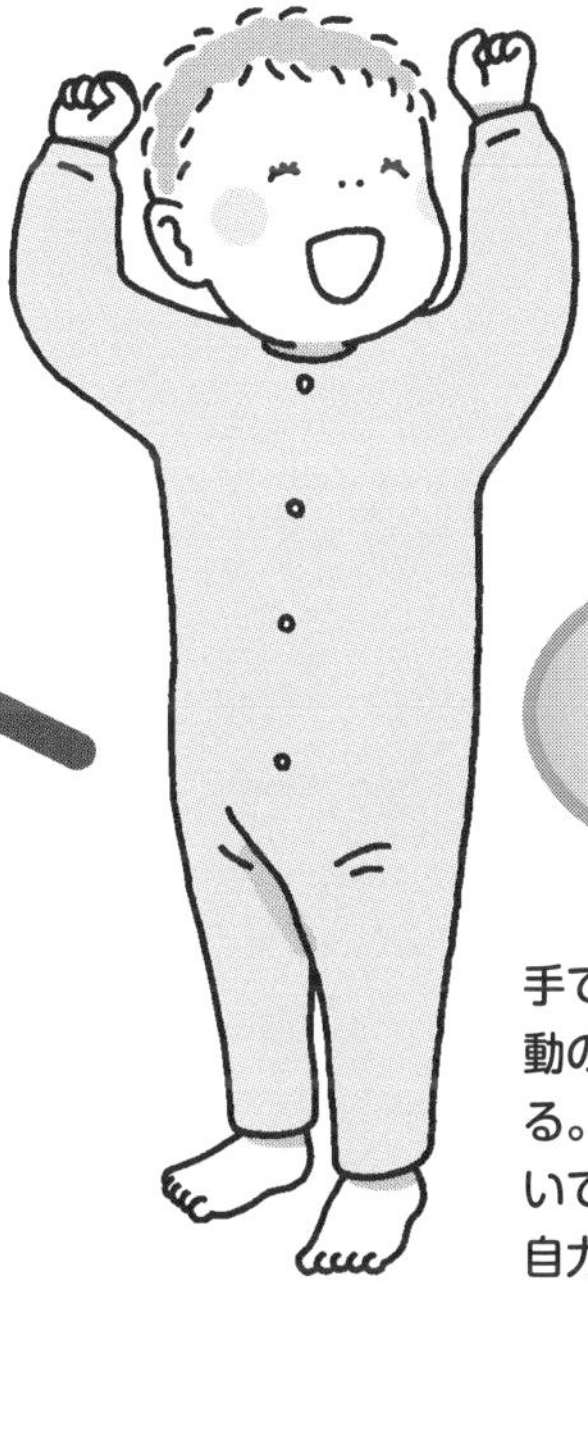

歩く

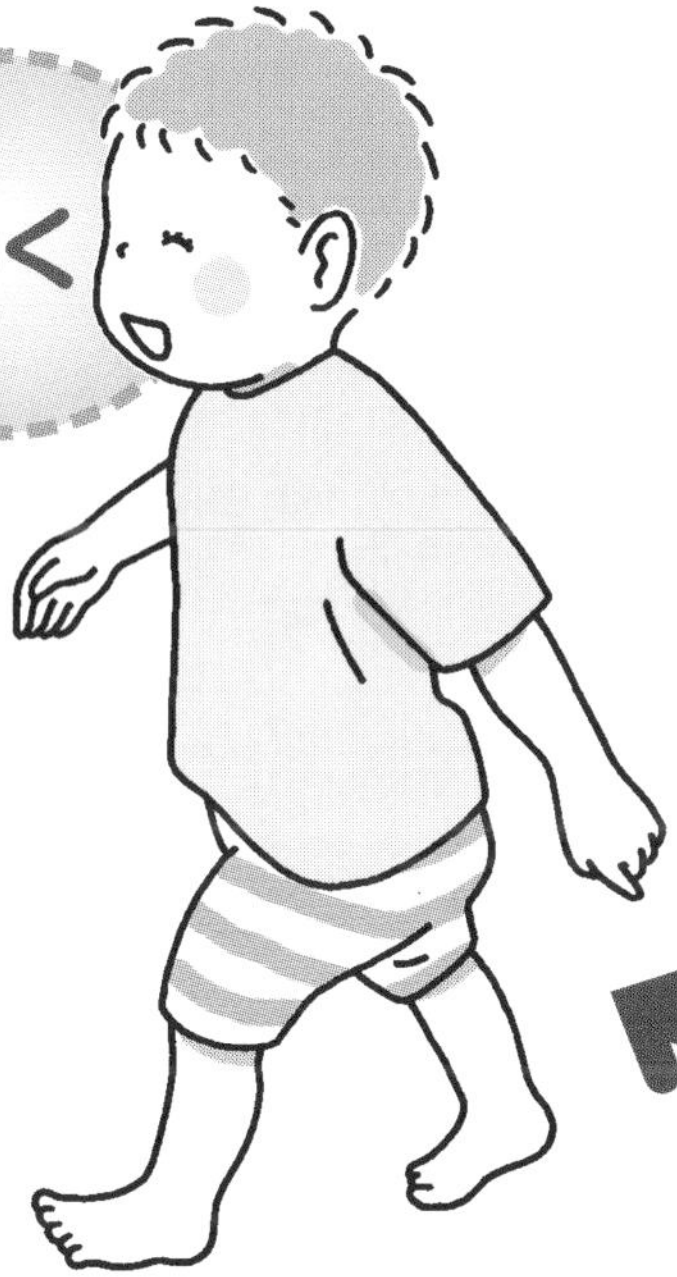

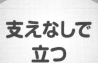

よちよち歩きで、急にストンと座ってしまうこともあるが、しだいに歩く距離も伸びていく。最初の一歩がでてからスタスタ歩けるようになるまでには、ある程度の時間が必要

歩く②　一歳ごろ～

子どもの冒険をあたたかく見守ろう

歩けるようになるとさらに行動範囲が広がります。興味をもったモノに近づき、見たり触ったりできるようになると、より多くの刺激を受け、発達が促されます。

歩くことで起こる変化

自分で歩けるようになると、子どもの世界はぐんと広がります。こころとからだに大きな変化が現れ、子どもの自立がさらに促されます。

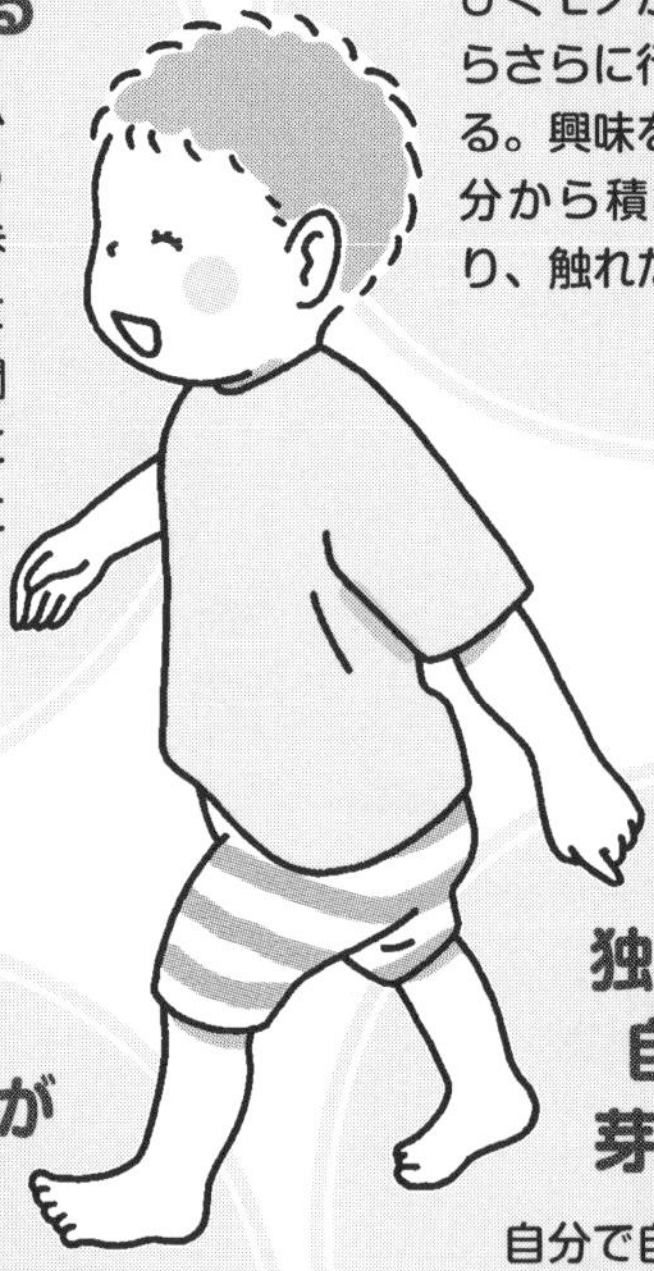

相手との距離が広がる

だっこによる移動やハイハイしかできなかった状態から、一人で歩けるようになったことで相手との距離が開く。少し離れた場所にも一人で行けるようになる

興味が広がる

行動範囲が広がると興味をひくモノが増え、好奇心からさらに行動範囲が広くなる。興味をもったモノに自分から積極的に接近したり、触れたりしようとする

全身の筋肉が発達する

歩くことで筋力やバランス感覚が発達する。また、転んだり危険を感じたりしたとき、防御の姿勢をとれるように神経の発達も促される

独立心や自我が芽生える

自分で自分のからだをコントロールでき、一人で行動するようになるため、独立心や自我の発達が促される

愛着を築く相手である養育者が安全基地となる

行動範囲が広がり、自我が芽生えてもまだまだ大人の保護が不可欠です。怖いとき、不安なときに抱きしめてくれる、守られているという安心感があればこそ子どもは冒険できます。

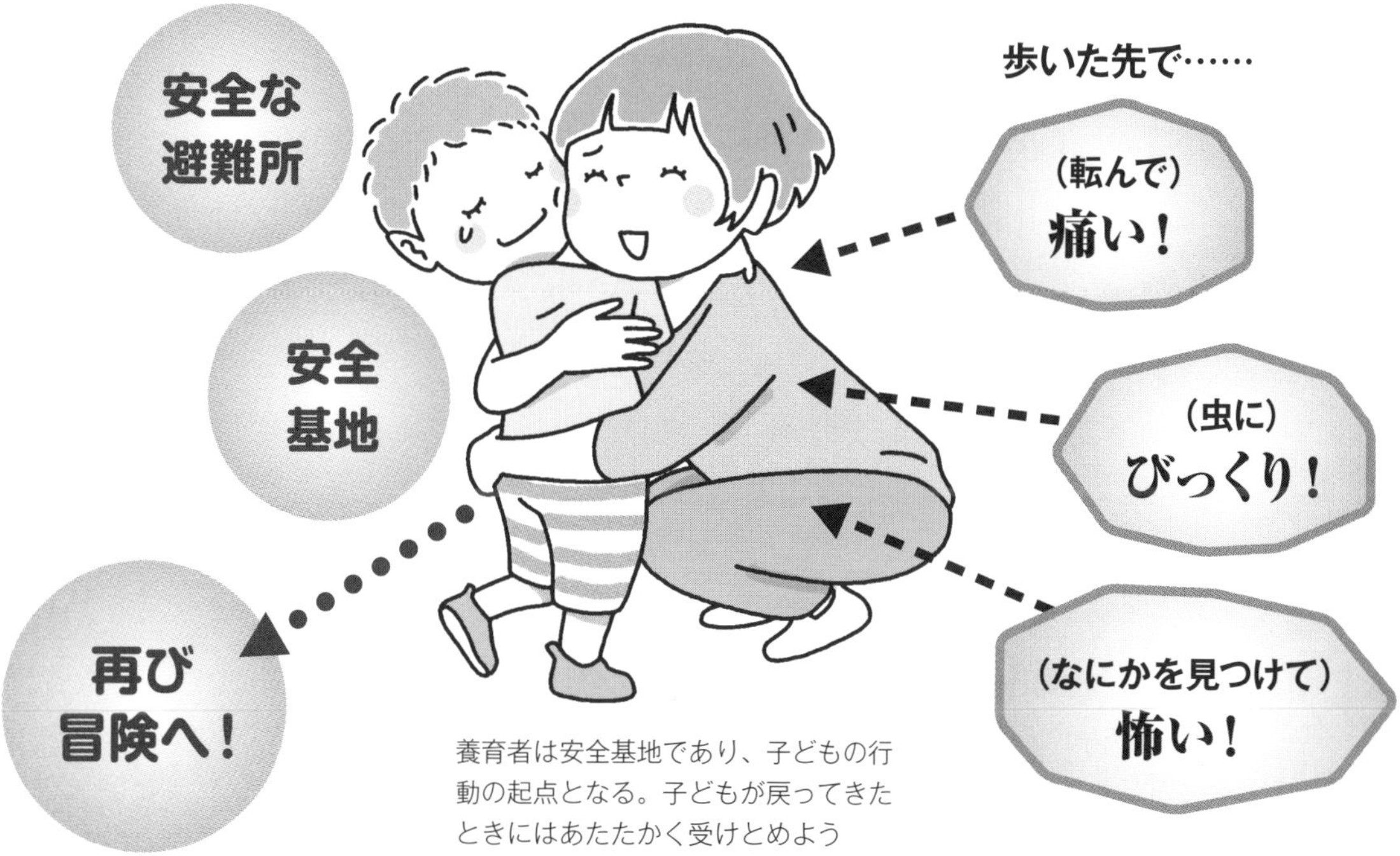
安全な避難所
安全基地
再び冒険へ！
歩いた先で……
（転んで）痛い！
（虫に）びっくり！
（なにかを見つけて）怖い！

養育者は安全基地であり、子どもの行動の起点となる。子どもが戻ってきたときにはあたたかく受けとめよう

好奇心のまま歩き 毎日が冒険

多くの場合、子どもは一歳から一歳半ごろになると歩けるようになります。そして、自ら歩くことによって、心身にさまざまな変化が現れます。

身体面では歩行に必要な筋力やバランス感覚、全身の神経機能が発達します。こころの面では興味の対象が増え、独立心や自我が芽生えます。自立への一歩が見られるようになるのです。

また、歩きはじめる時期と言葉を発しはじめる時期がほぼ重なっていることから、人との物理的な距離が離れるため、コミュニケーションをとる手段として言葉の発達も促されると考えられています。

行動範囲が広がると、怖くなったり不安になったりすることもあります。そんなとき、養育者は「安全な避難所」「安全基地」という役割を果たします。「ここに戻れば安心・安全」と思える存在が子どもの冒険を後押しします。

認知

〇～二歳ごろ

「動く」「感じる」ことで世界を認識する

赤ちゃんにとっては経験するすべてが新鮮で初めてのことです。運動と感覚を使って外の世界を感知し、理解しようとしています。

2歳ごろまでの認知の発達

0～2歳ごろは、認知を広げる第1段階である「感覚運動期」です。からだを使い、感覚を通して周囲の世界を知ろうとしています。

0～1ヵ月ごろ

第1段階

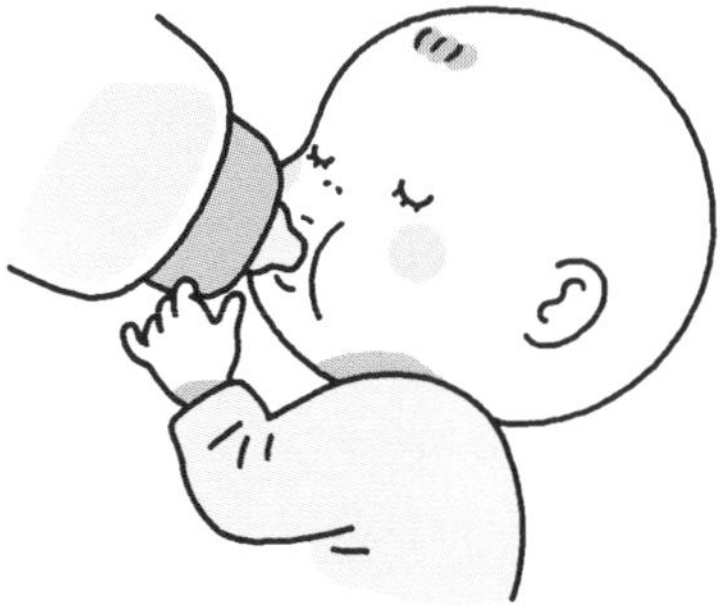

おっぱいを吸う、モノをつかむといった原始反射を駆使することによって周囲の環境に適応しようとする

1～4ヵ月ごろ

第2段階

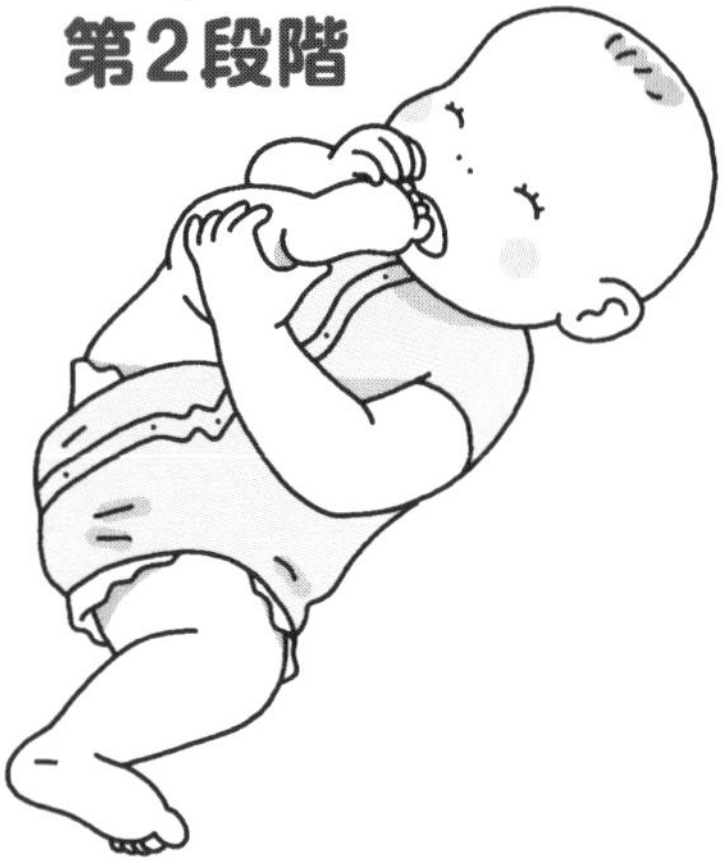

見る、つかむ、手足をバタバタさせる、指をしゃぶるなど単純な動作ができるようになり、それを楽しむ。同じことをくり返しおこなう「循環反応」が見られる

二歳ごろまでは感覚と運動から思考する

スイスの心理学者ピアジェは、子どもの認知の発達を「感覚運動期（〇～二歳ごろ）」「前操作期（二～七歳ごろ）」「具体的操作期（七～一一歳ごろ）」「形式的操作期（一一歳ごろ以降）」の四つに分類しました。二歳ごろまでの感覚運動期は、からだの感覚と動きを通して認知を広げる時期です。上図のように六段階あります。

言葉をまだ使いこなせない子どもにとって、取り巻く世界やものごとを感知し、理解するには自分のからだと感覚がたよりです。からだを動かし、見る、触る、なめるなどして感覚をフルに使い、いろいろなことを学んでいきます。

4～8ヵ月ごろ

第3段階

目と手の協応ができるようになり、それによる結果に興味をもつ。例えば、おもちゃのガラガラをくり返し振って、音がすることを喜んだり楽しんだりする

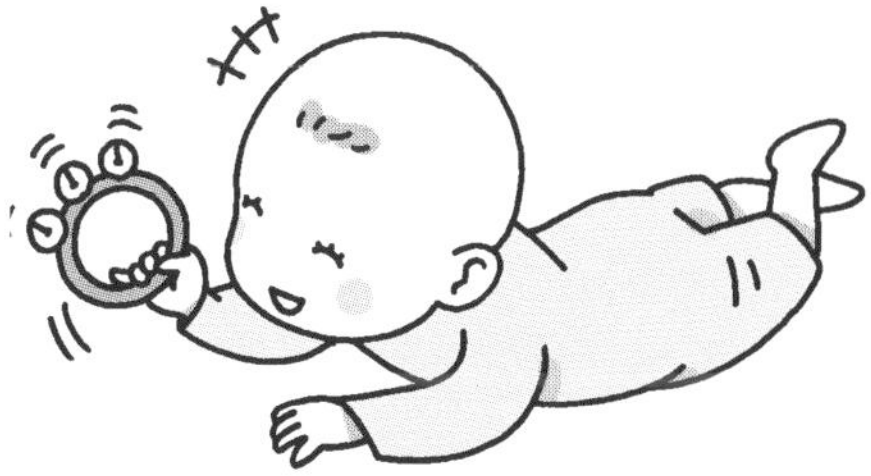

8～12ヵ月ごろ

第4段階

「対象の永続性」の概念を得る。おもちゃに布をかけ、見えなくなってもその下にはおもちゃがあることを理解し、布をめくっておもちゃを探そうとする

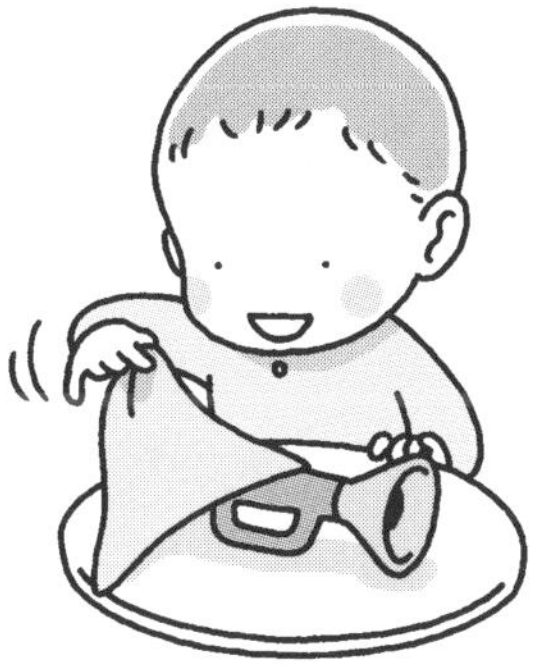

1歳～1歳6ヵ月ごろ

第5段階

いろいろな方法を試し、それによって得られる結果や反応を発見する。例えば、同じおもちゃでも、たたく場所によって音が変わるということを学ぶ

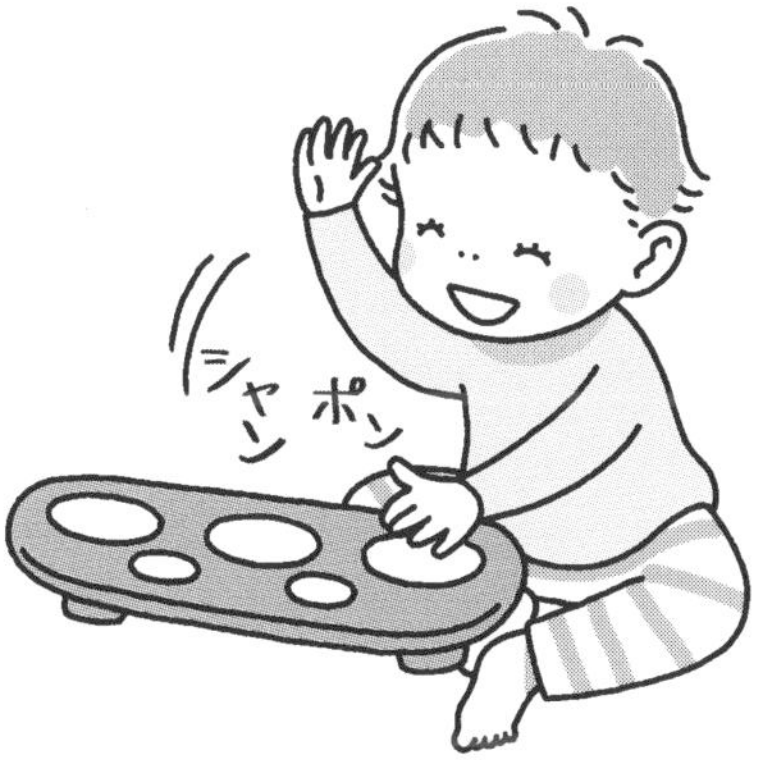

1歳6ヵ月～2歳ごろ

第6段階

実際に目の前になくても、頭の中でイメージすることができるようになり、それに基づいて行動する。より状況に適した行動が選べるようになる

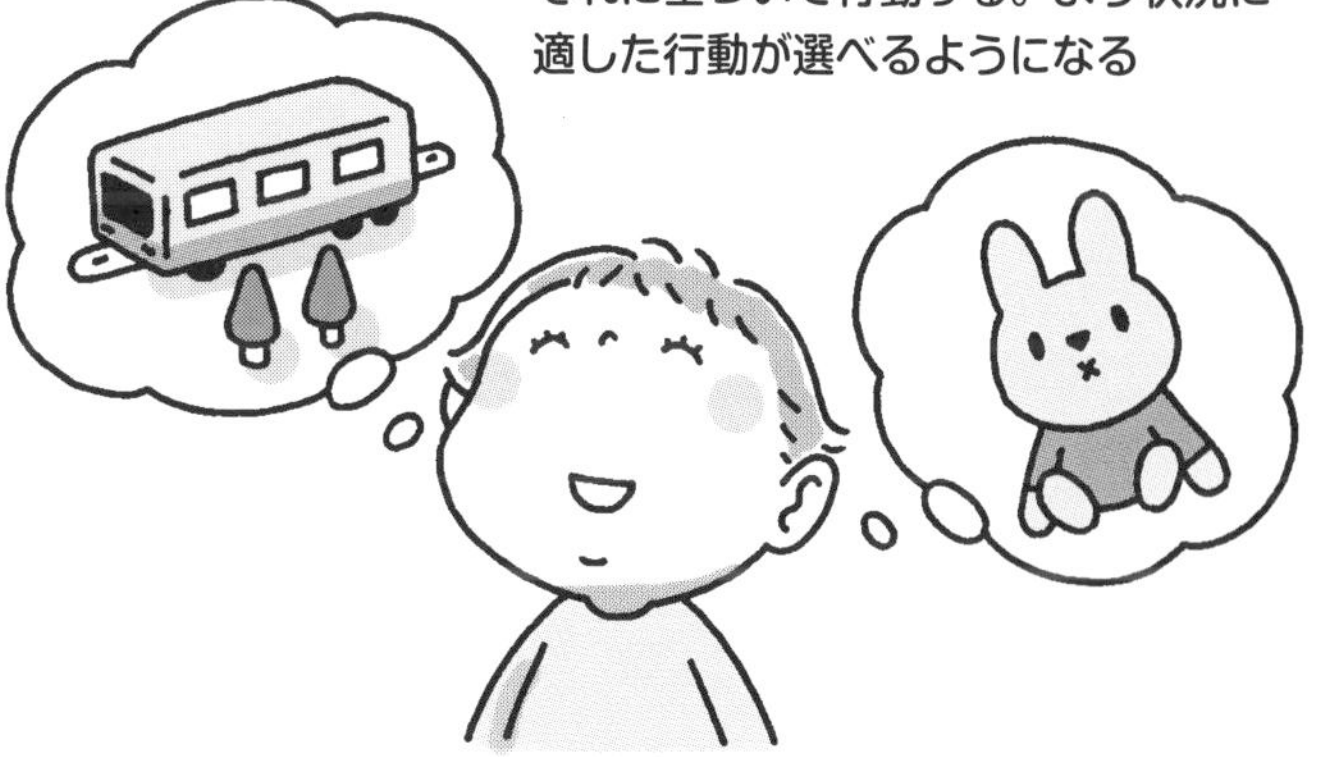

何度も同じことをくり返すのはなぜ？

赤ちゃんはガラガラや音がでるぬいぐるみなど、同じおもちゃで飽きることなくあそびます。理由は、それが楽しいから。音がでたとき、「上手だね」とほめられたり、振れば音がでることに気づいたりすると、その心地よさの体験を求めて何度もくり返すのです。

あそび

乳幼児期

旬のあそびをして、発達が促される

子どもにとって、あそびはとても大切なものです。楽しみながら、じつにさまざまなことを吸収しています。あたたかく見守ってあげましょう。

あそびってなんだろう

子どもが自由で自発的に、楽しんでいることはすべてあそびです。

あそび ＝ 自由で自発的なもの ＋ ポジティブな感情をともなうもの

（おもしろい　楽しい　など）

子どもにさせようとするもの	子どもが自らすすんで楽しむもの
↓	↓
あそびではない 義務や強制された活動はあそびにはならない。大人がよかれと思っても、子どもが「させられている」と感じていると、あそびではなくなる	**あそびになる** 子どもが自発的に楽しんでいるものは、なんでもあそびといえる。大人にとってはあそびに見えなくても、楽しそうにしているならあそび

自由に楽しんでいることはすべてあそびになる

「あそび」には、さまざまな定義があります。そのなかで一貫しているのは、子どもにとってあそびとは、「自由で自発的なもの」であり、楽しいといった「ポジティブな感情をともなうもの」であるということです。

周囲の大人がおもちゃで「楽しませよう」としても、子どもにとって楽しくなければ、それはあそびとはいえません。逆に子どもが楽しみ、自らすすんでおこなうことはすべてあそびなのです。身近なモノをなめたり、目で追ってみたり、手をたたいて音をだしたり……。これらも立派なあそびといえます。

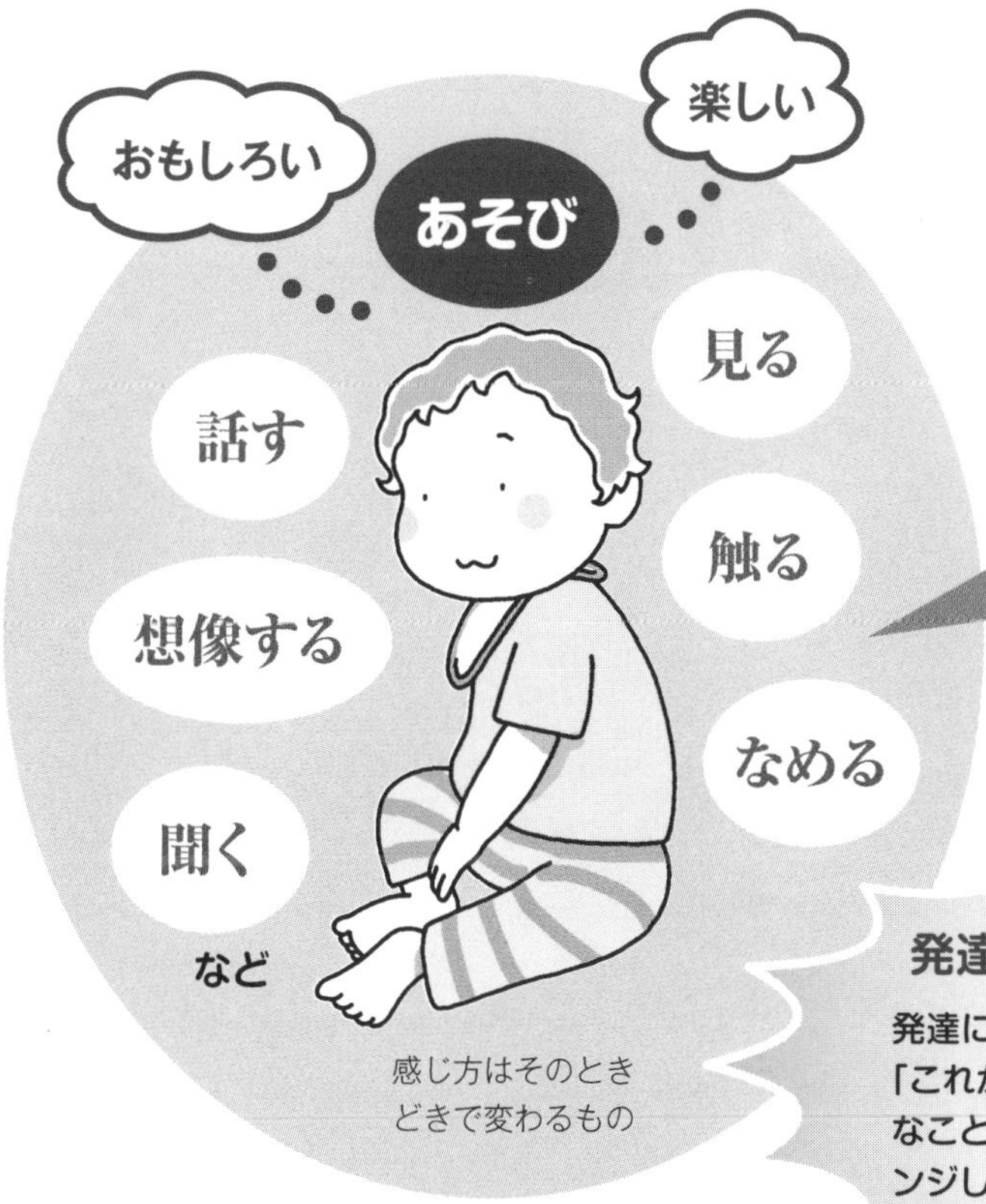
おもしろい
楽しい
あそび
見る
話す
触る
想像する
なめる
聞く
など
感じ方はそのときどきで変わるもの

あそびと発達は密接にかかわっている

子どもは自身のからだとこころの発達にとって「旬」のあそびをしています。あそびを通して、自然と発達が促されているのです。

さまざまなことがあそびになる

子どもにとっては、自分のからだを思うように動かすことも、見たり、触ったりするなど自分を取り巻く世界を知るためにすることもあそびになる

発達にともないあそびも変化する

発達にともない、あそびの幅も広がっていく。「これができるようになった！ じゃあ次はこんなことしてみよう！」と、新しいことにチャレンジしたり、工夫をしたりするようになる

自然と発達にとって旬のあそびをしている

あそびは発達の「アクセル」のようなものです。あそぶことは、からだの発達だけでなく、意欲や自主性、社会性など、こころを育むことにもつながります。

子どもは、自然と自身の発達に合ったあそび、つまり「旬」のあそびをしているものです。周囲の大人は、危険がないか目を配りながら、子どものあそびの時間を大切にしてあげましょう。

自然あそびはたくさんさせるべき？

「室内あそびより自然あそびをすべき」ということはありませんが、自然あそびは子どもの好奇心が刺激されやすく、よい経験になると思います。ただし、あそびは子どもが自発的にするもの。「させる」というより、子どもが楽しめるものを一緒に探す気持ちででかけてみましょう。

COLUMN

赤ちゃんの脳は成長の途中

脳が成長し、情報伝達のしくみも変化していく

生まれたばかりの赤ちゃんはおっぱいを飲んだり、眠ったりするなど生きていくための最低限のことが活動の中心です。脳の発達にともなって、できることが少しずつ増えていきます。

赤ちゃんの脳は小さく未熟で、発達の途中段階にありますが、その成長は想像以上に速いスピードで進んでいます。

生まれた直後、脳の重量は約四〇〇gですが、生後六ヵ月ごろから急激に重くなります。五歳ごろにはすでに一三〇〇〜一四〇〇gに達し、大人とほぼ同じくらいの重さになります。

赤ちゃんのころは特に脳が成長・発達する重要な期間です。この時期には重量だけでなく、脳内では神経細胞（ニューロン）が伸びてきます。神経細胞同士をつなぐシナプスがたくさんつくられ、情報を伝達するためのネットワーク化が進みます。そして、脳はある程度まで発達すると必要な機能を強化して残しつつ、あまり使われない機能を消して効率化を図ります。

脳の発達によって触覚や視覚、聴覚、手足の運動能力はどんどん発達し、五感とからだの動きによって刺激を取り入れることを通して、脳はさらに発達します。やがて言葉を覚え、おしゃべりできるようになるのも脳の発達のおかげです。

脳が重くなる

最初は大人より脳は小さいが、発達してどんどん大きくなる。5歳ごろには1300〜1400gに達し、大人とほぼ同じくらいになる

神経細胞（ニューロン）が増える

神経細胞は主に核をもつ細胞と、そこから伸びる腕のような部分（軸《じく》索《さく》）で構成される。神経細胞は生後1〜2ヵ月ごろまで伸び続ける

シナプスが増える

神経細胞が増えると、神経細胞同士をつなぐシナプスも増える。その数は3歳ごろまでにピークとなる

効率重視に変化

3歳ごろにはシナプスの数が減少。使用頻度が高いシナプスは太く強化される一方、あまり使われないものは消滅する。数の多さではなく、効率重視になるためと考えられている

3

言葉があふれる、世界が広がる

きちんとした言葉がでるのには時間がかかるものです。子どものペースに合わせていきましょう。お話ができるようになりはじめたら、子どもとのやりとりをふくらませてみてください。

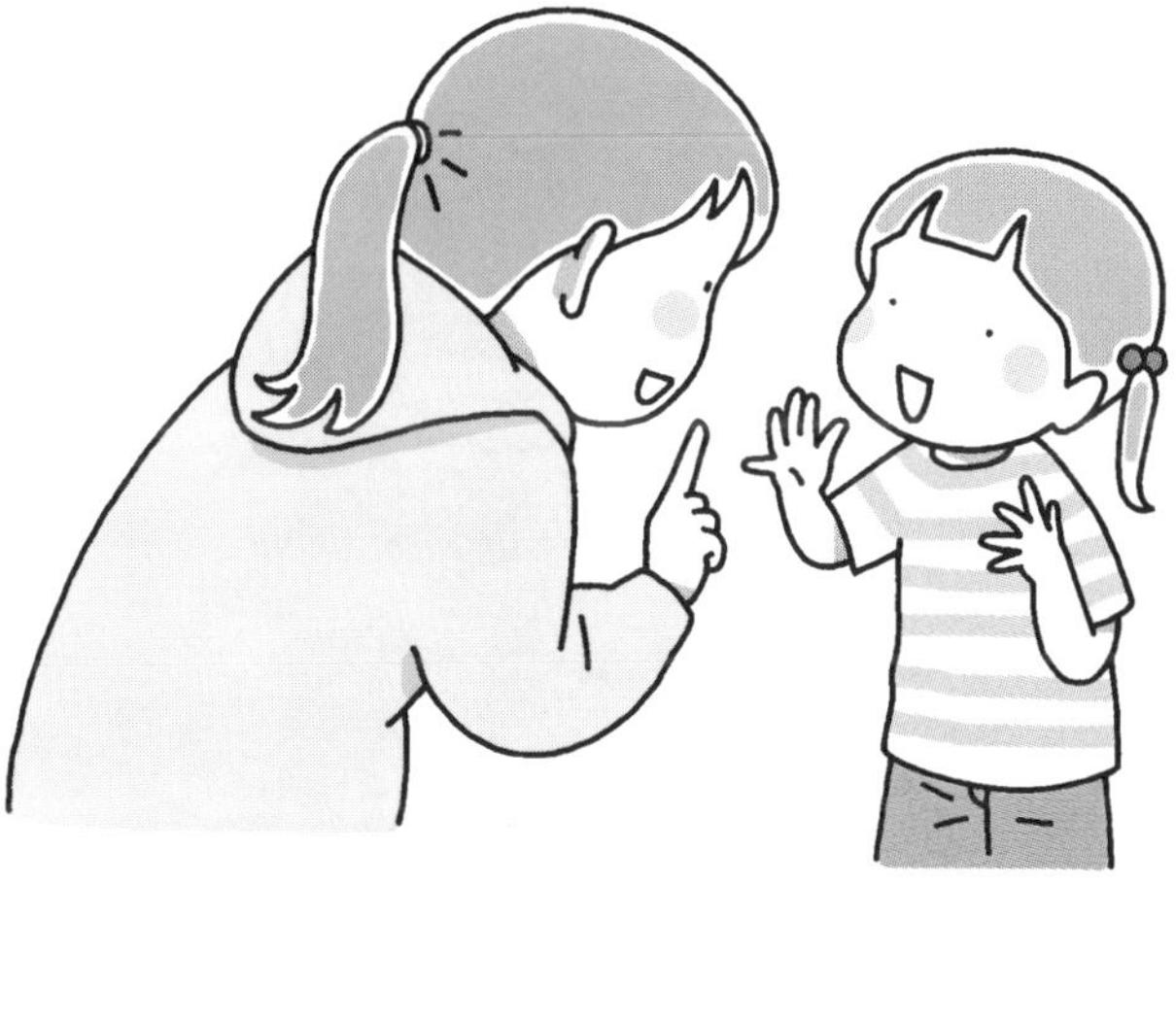

非言語的コミュニケーション

０歳〜

しゃべる前からコミュニケーションがはじまる

まだ言葉をしゃべれない赤ちゃんとコミュニケーションをとるときには、表情や目の動き、だっこや触れることなど、言葉以外の方法も取り入れてみるとよいでしょう。

からだを使ってやりとりしている

赤ちゃんや小さな子どもは、五感や全身を使って相手とコミュニケーションをとろうとしています。

表情

自分に向けられる笑顔、やさしいまなざし、困った顔など、相手の表情をよく見ている

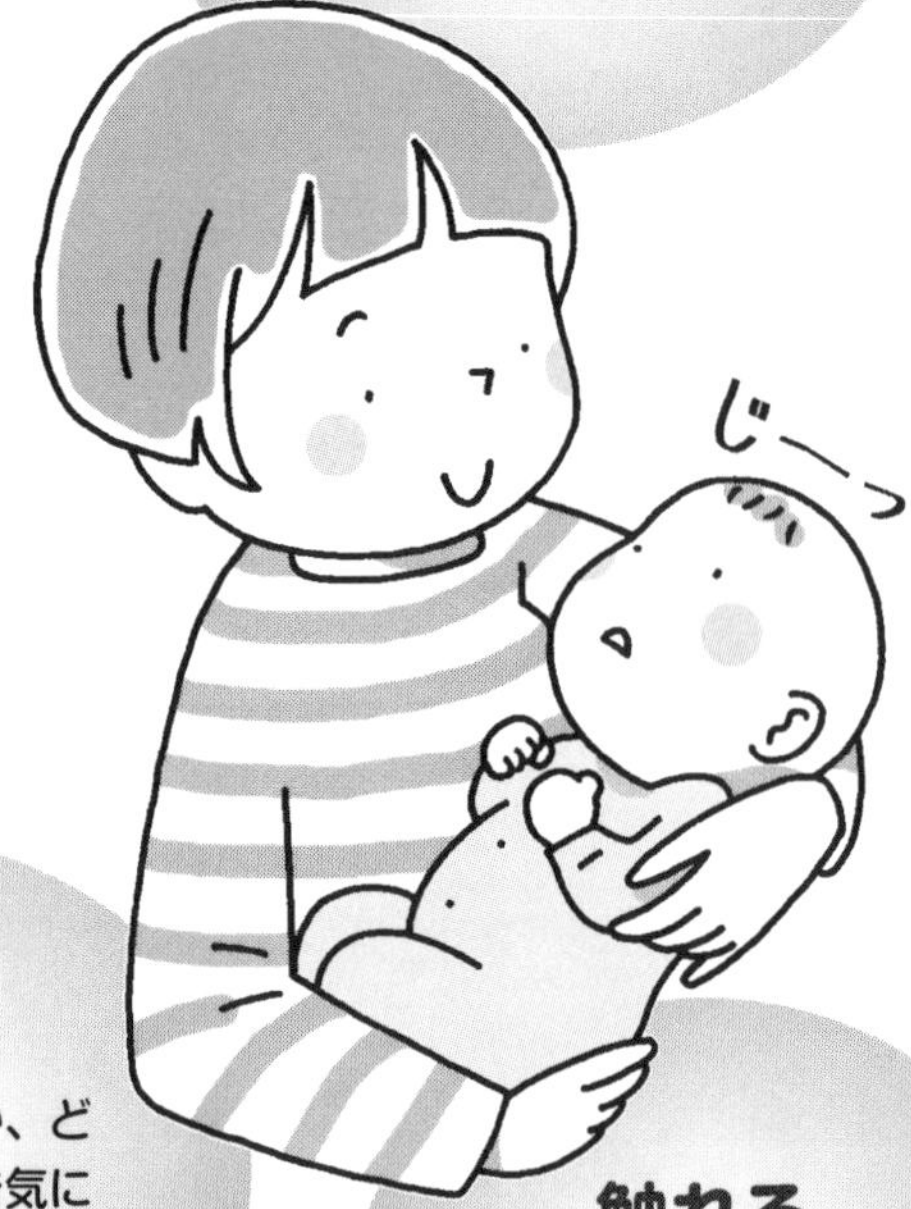

視線

なにを見ているのか、どこを見ているのかを気にしている。自分に向けられる視線も意識している

触れる

だっこされたり、からだに触れられたりする感触を感じている

話せなくても感じる。伝わることはたくさん

赤ちゃんは視覚や聴覚、触覚などの五感をフルに使って周囲の世界を知ろうとしています。

まだおしゃべりができないので自分の意思を言葉で伝えることはできませんが、向けられる表情、声色や口調の変化、だっこされたときや触れられたときの感触を通じてさまざまなことを感じとり、からだを使って応えています。

コミュニケーションの主体は赤ちゃんのほう

赤ちゃんの表情をまねたり、相づちを打ったりするなど、反応を見ながら、応えましょう。赤ちゃんがやりとりを楽しく思えるようになります。

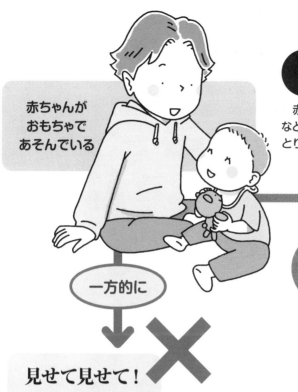

赤ちゃんがおもちゃであそんでいる

反応を見ながら

あー、うー、なのね

楽しいねぇ

赤ちゃんの様子を見て応える

「笑っているねぇ」「楽しいね」「びっくりしたね」など、赤ちゃんの反応に応じて声をかける

一方的に

見せて見せて！

これでもあそべるよ

一方的に話しかける

赤ちゃんの反応を見ず、こちらが言いたいことだけを伝えるのはNG。赤ちゃんの「やりとりしたい」という気持ちが薄れてしまう

赤ちゃんとのやりとりはキャッチボールと一緒

赤ちゃんとのやりとりでは、相手が「コミュニケーション初心者」であることを覚えておきましょう。キャッチボールでは相手が受けとりやすい速さや軌道でボールを投げないと、ボールのやりとりが続きません。赤ちゃんとのコミュニケーションも同じです。

赤ちゃんは、自分のまねをしてもらうことが大好きです。また、表情を豊かに、声にも抑揚をつけたり、口調を変えたりしながら話しかけると赤ちゃんが注目しやすくなります。言葉の意味がわからなくても、声のトーンや表情から伝わることはたくさんあります。

言葉の一歩

二ヵ月～一歳ごろ

「アーアー」と喃語でおしゃべりをする

発声にかかわる器官が発達すると、楽しそうにさまざまな声をだすようになります。その後、少しずつ言葉を発する練習をし、一年ほどかけておしゃべりできるようになります。

わかっていても話すまでは時間がかかる

大人でも外国語を学ぶときは耳で音を聞いて、どんなふうに発音するのかわからないと、話せるようにはなりません。

同じように赤ちゃんが言葉を発するには、養育者が話している言葉を聞くことからはじまります。赤ちゃんはまず、言葉を構成する音を聞き分ける能力を発達させていきます。周囲のいろいろな言葉を聞きながら、自然と母語に含まれる音を覚えていくのです。

話しかけるうちに赤ちゃんは多くの音を聞きとり、覚えていきます。やがて口やのどなど発声に関連する器官が発達すると、言葉を発する練習をはじめます。

音を聞き分ける力が先に発達する

赤ちゃんは大人が思っている以上に音を聞き分ける力にたけています。周囲の人が話す言葉を聞き、自分ではしゃべれなくても覚えていると考えられています。

母親の胎内で音を聞く

おなかの中では羊水に浸かった状態で外界の音を聞いている。はっきりと聞こえないため、言葉の抑揚やリズムを感じとっている

↓

出生後、必要な音を聞き分ける

誕生後は音のリズムを手がかりに、母語とそのほかを区別していく。徐々に養育者が話す母語から必要な音を聞き分けるようになる

↓

単語（音のまとまり）を聞き分ける

生後６ヵ月ごろになると、養育者の話す言葉から、音のまとまりとして、単語を聞き分けるようになる

喃語によるおしゃべり

クーイングや声をだして笑う段階を経て、生後6ヵ月ごろになると喃語を発するようになります。これがおしゃべりのはじまりです。

クーイング

「クークー」

心地よいときやご機嫌なとき、のどの奥を鳴らすように「クークー」「ゴロゴロ」という音を発する

喃語の始まり

「アーアー」

泣いたり笑ったりするとき以外に「アー」といった、音の高低を調整した声を発するようになる

「ダアダア」

「ダアダア」「バブバブ」など喃語が複雑化していく

「ダダダダ」

子音と母音が組み合わさった同じ音を反復するようになる

初語

「マンマ」

意図や意味をもった喃語がでるようになる。指でモノを指すなどして、コミュニケーションが活発になる（→P46）

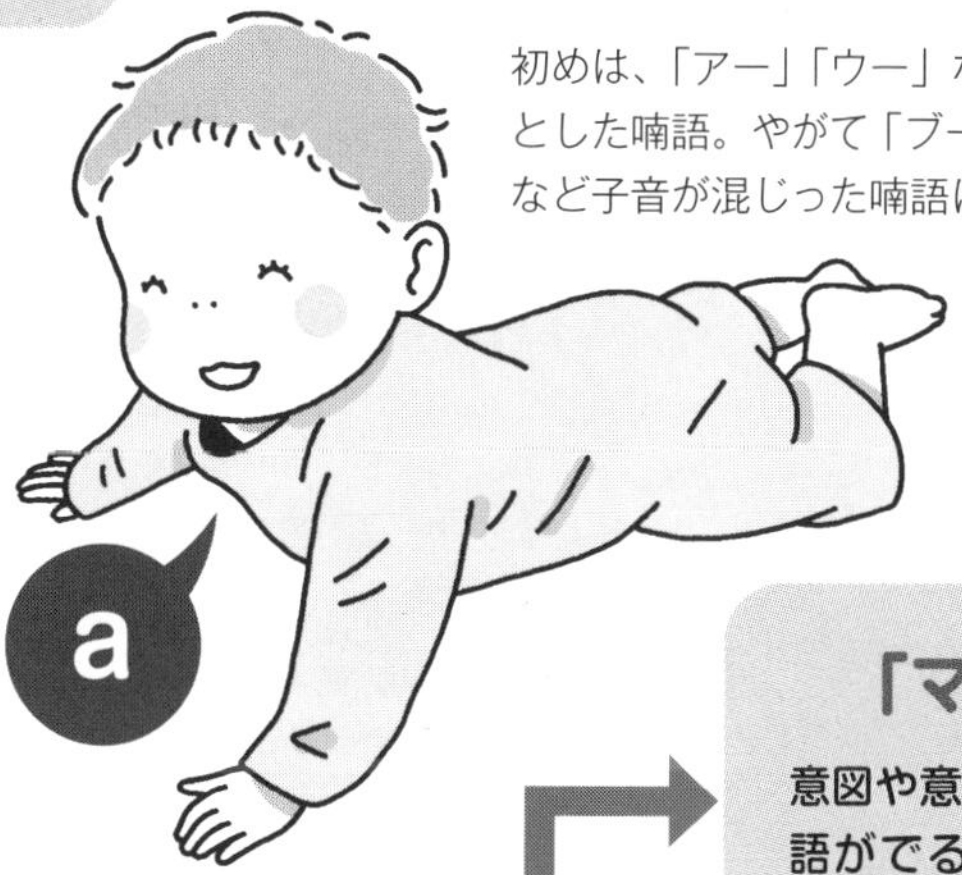

初めは、「アー」「ウー」など母音を中心とした喃語。やがて「ブー」とか「ター」など子音が混じった喃語になる

赤ちゃん言葉のメリットは？

ワンワン、ニャンニャンなどの赤ちゃん言葉を使っても、正しい言葉が覚えられないなど、発達に悪い影響がでるということはありません。赤ちゃん言葉は子どもがまねしやすく、発音もしやすいため、言いたいことを伝えやすいというメリットがあります。

何度もくり返すのは楽しいから

赤ちゃんの言葉の練習は、「アーアー」「ウー」などの喃語《なんご》からはじまります。最初は母音だけの喃語ですが、しだいに「ダアダア」「バブバブ」など少しずついろいろな音の交じった言葉を発するようになります。赤ちゃんなりに周囲の人にはたらきかけ、おしゃべりしようとしているのです。

この時期の赤ちゃんは同じ言葉を何度もくり返しますが、声にだすことや、それを自分で聞くことが楽しくてしかたないのです。

言葉が増える

一歳ごろ～

まずは一語から。だんだん語彙が増える

言葉は「話す」ことよりも、「理解」のほうが先行して発達していきます。語彙は最初は少しずつ増え、一歳半ごろを過ぎてから急激に増える時期がやってきます。

モノには名前があることに気がつくと、語彙が増える

1歳半ごろを過ぎると語彙が一気に増えます。理由は、自分の周囲にあるモノに名前があると気づくため。それらの名前を知りたくて、「あれ、なに？」としきりに質問することもしばしばです。

〈 一語でいろいろなことを伝えている 〉

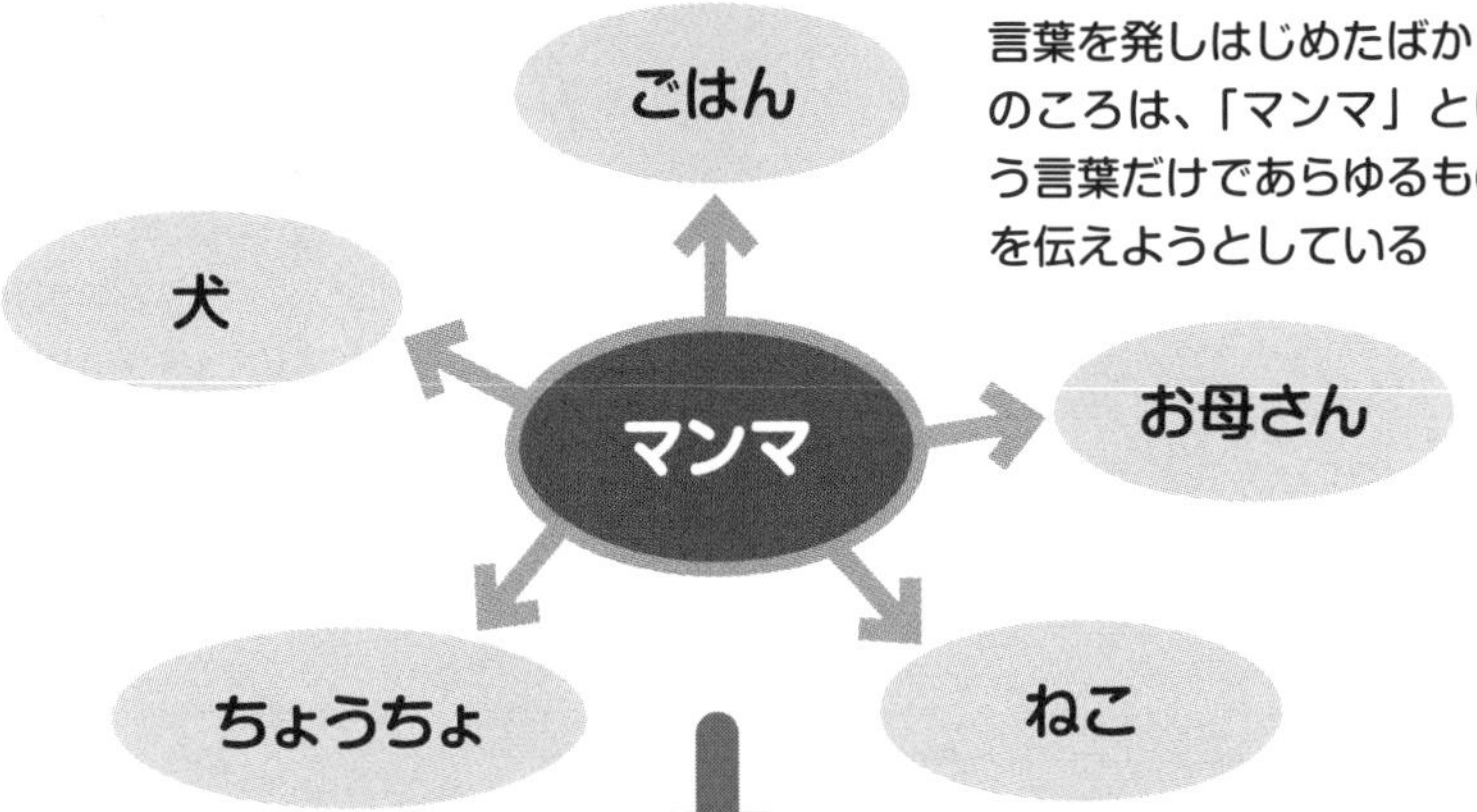

言葉を発しはじめたばかりのころは、「マンマ」という言葉だけであらゆるものを伝えようとしている

↓

〈 モノには対応する言葉があることに気づく 〉

- マンマ ➡ ごはん
- ワンワン ➡ 犬
- ニャンニャン ➡ ねこ

↓

〈 あれはどんな名前なんだろう？ 〉

名前とモノが頭の中で少しずつ結びついてくると、語彙が一気に増える

年齢と語彙の獲得

初めはたった一語からのスタートですが、周囲の人とのやりとりを通じて語彙を増やし、たくさんの言葉を覚えて会話ができるようになります。

まずは一語文から
1歳半ごろ

ママ、マンマ、パパなど一語で伝えようとする。例えば、モノにも「ママ」とか「マンマ」などと言ったりする

↓

モノの名前を言う
2歳ごろ

モノには名前があることを認識する。その名前に興味を示し、知りたい気持ちが強くなる。モノの名前をあれこれ質問する。２歳を過ぎるころには約300語を理解するといわれる

↓

文法が身につく
3歳ごろ

「ママ、お外であそびたい」などのように、単語だけでなく接続詞や助詞を組み合わせた文章として話すようになる。大人が使う言葉をまねすることもある

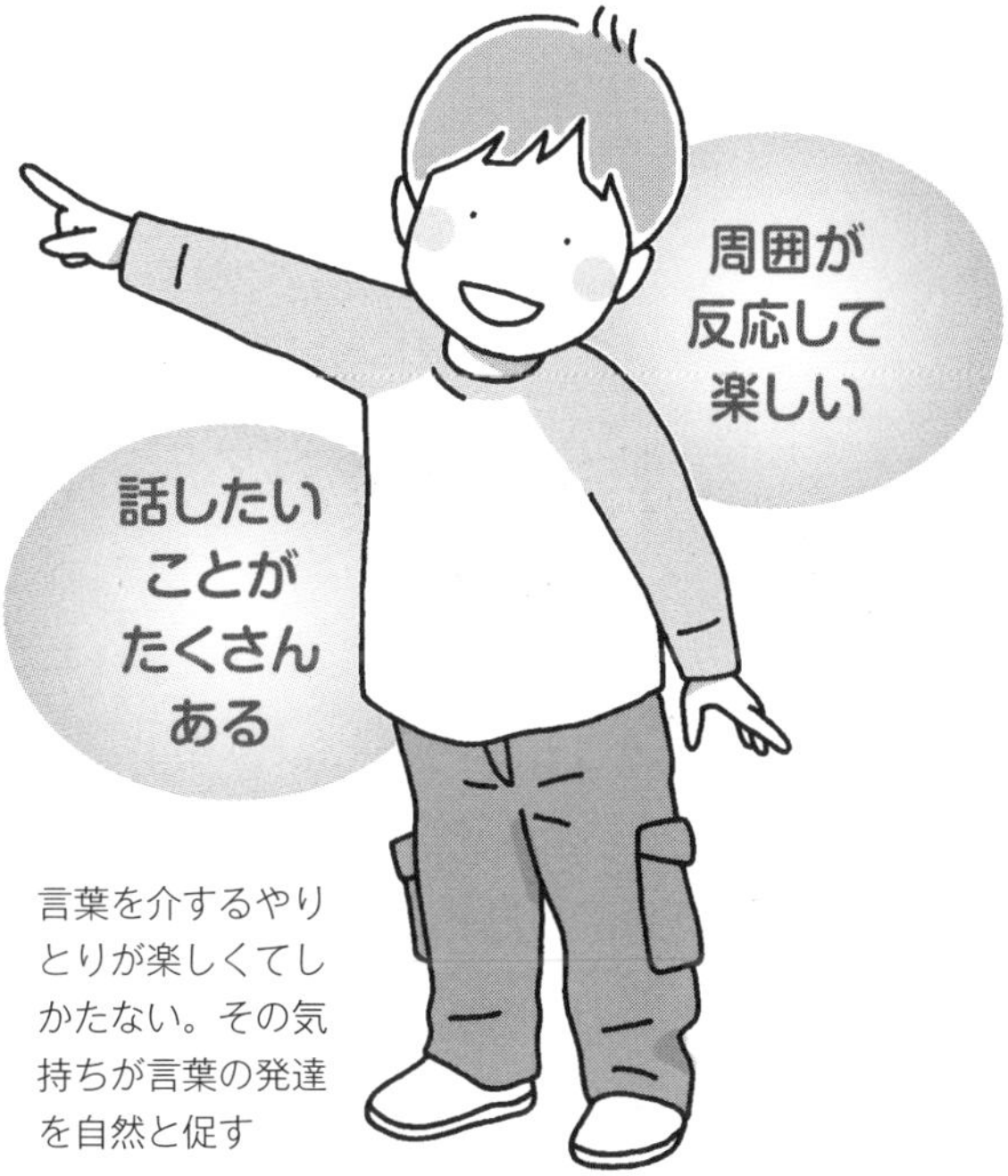
周囲が反応して楽しい
話したいことがたくさんある

言葉を介するやりとりが楽しくてしかたない。その気持ちが言葉の発達を自然と促す

知りたい気持ちが言葉を広げていく

初語《しょご》がでると、まずはその一語を使って自分の意思を伝えようとします。「マンマ」「ママ」「パパ」といった一語を使いながらコミュニケーションをとるうちに、やがてモノには名前があることを認識します。

すると、名前を知りたくて、「あれは？　これは？」と質問を頻繁にくり返します。こうしたやりとりが楽しいと、「もっと知りたい」という好奇心も強くなります（→P49）。

一歳半〜二歳ごろになると語彙が増え、「マンマ、食べる」など単語を組み合わせた二語文を話すようになります。三歳ごろには、「赤い、長ぐつ、はきたい」というように三語以上の言葉を使ったり、名詞や動詞の使い分け方も理解できるようになったりします。四歳ごろには話し言葉はほぼ完成し、大人とだいぶスムーズに会話できるようになります。

一緒に楽しむ

一〜四歳ごろ

やりとりのなかで言葉は育つ

言葉は、子どもの興味や関心に共感し、応えてくれる相手がいることで育っていきます。その相手とのコミュニケーションによって子どもは言葉を覚え、会話することの楽しさを知ります。

言葉の基礎には愛着も関係している

一歳の誕生日が近づくころになると、子どもは養育者をはじめ、周りの人たちと、モノを介したやりとりをするようになります。このようなコミュニケーションの形を「三項関係《さんこう》」といいます。三項関係が成立するということは、子どもと養育者が同じ対象に注目する「共同注意」が成立しているといえます。このやりとりが愛着（→P22）の対象との間でさかんにおこなわれるようになります。

子どもは自分で移動ができるようになると、養育者を安全基地として、周りの世界を探検します。そして、自分が面白いものごとを発見したときには、その発見を周りの人に知らせ、分かちあおうとします。そこで、養育者をはじめとする周りの人が、その対象物の名前や起こったことを言葉にして伝えることで、子どもは世界のことを知り、言葉を覚えていきます。

1対1から他者とモノを含む関係へ

最初は、「自分と人」「自分とモノ」との1対1の関係を楽しみます。その後、養育者（他者）と同じモノに注意を向けられるようになる（共同注意）と、同じモノをめぐって、養育者（他者）とやりとりする「三項関係」が成立します。

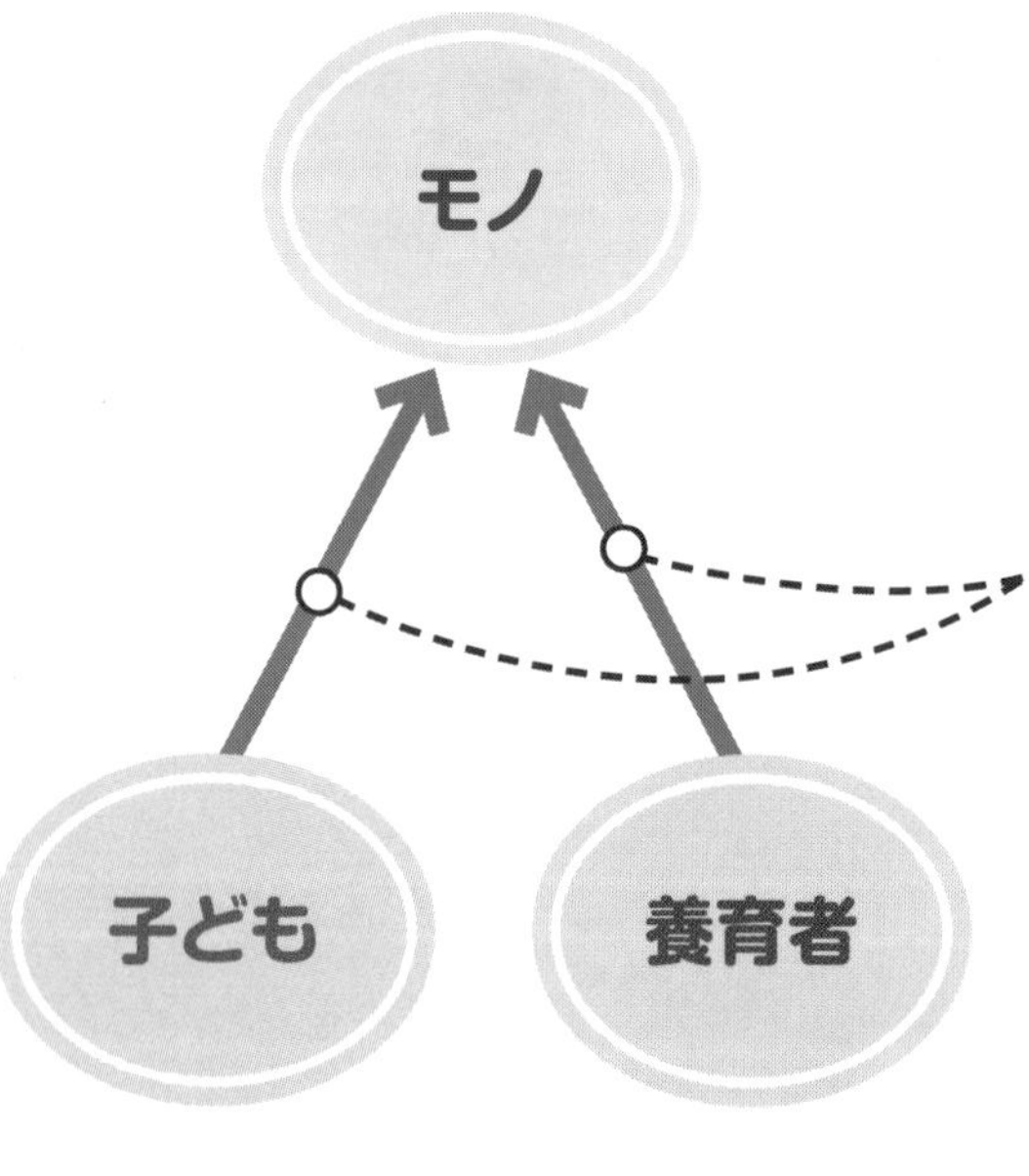

共同注意

子どもと養育者が同じ対象（モノ）に、同じ空間で同時に注目し、お互いが同じ対象に注意を向けていることをわかっていること

正しい答えよりも「やりとり」を大切に

子どもの問いかけに周囲の人が「ワンワンだよ」とか「ワンワンかわいいね」などと応えることによって、子どもはその言葉や意味を知るようになります。こうしたやりとりをするときに心がけたいのが、子どもの興味、関心に応え、それを一緒に楽しむ姿勢です。

子どもが小さいうちは、養育者が指さして「あれは○○だよ」と教えても、同じモノに注意を向けられなかったり、視線を追えなかったりすることがよくあります。養育者が主導するのではなく、子どもが興味を示した対象についてやりとりしてみましょう。子どもの興味に養育者の側が合わせていくことで、やりとりがふくらみます。

「あれは？」が言葉の力を伸ばす

子どもは、他者や周囲のモノ、できごとの名前をあれこれ知りたがります。やりとりを通して、モノには名前があることやものごとにはつながりがあることに気づいたとき、一気に言葉を吸収し、語彙を身につけていきます。

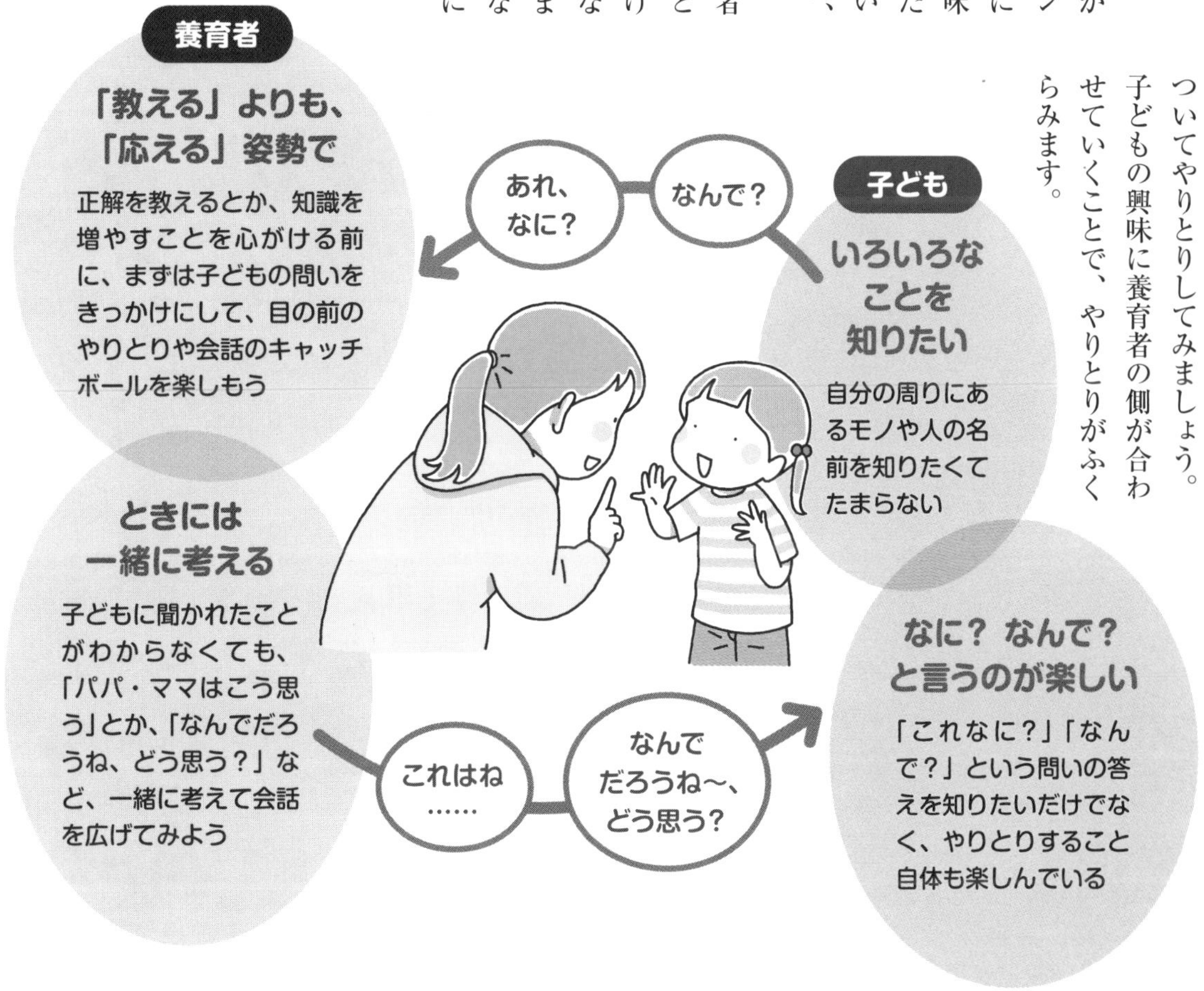
養育者
「教える」よりも、「応える」姿勢で
正解を教えるとか、知識を増やすことを心がける前に、まずは子どもの問いをきっかけにして、目の前のやりとりや会話のキャッチボールを楽しもう
あれ、なに？
なんで？
子ども
いろいろなことを知りたい
自分の周りにあるモノや人の名前を知りたくてたまらない
ときには一緒に考える
子どもに聞かれたことがわからなくても、「パパ・ママはこう思う」とか、「なんでだろうね、どう思う？」など、一緒に考えて会話を広げてみよう
これはね……
なんでだろうね～、どう思う？
なに？ なんで？ と言うのが楽しい
「これなに？」「なんで？」という問いの答えを知りたいだけでなく、やりとりすること自体も楽しんでいる

言葉と発達

一〜四歳ごろ

言葉の発達は子どものペースにまかせて

言葉の発達は個人差が大きいものです。ほかの子どもと比べて、神経質になる必要はありません。もし気になることがあれば、専門家に相談してみましょう。

言葉の習得には個人差があるもの

わが子の言葉がゆっくりだと気になってしまいますが、発達には個人差があって当たり前です。思いつめないようにしましょう。

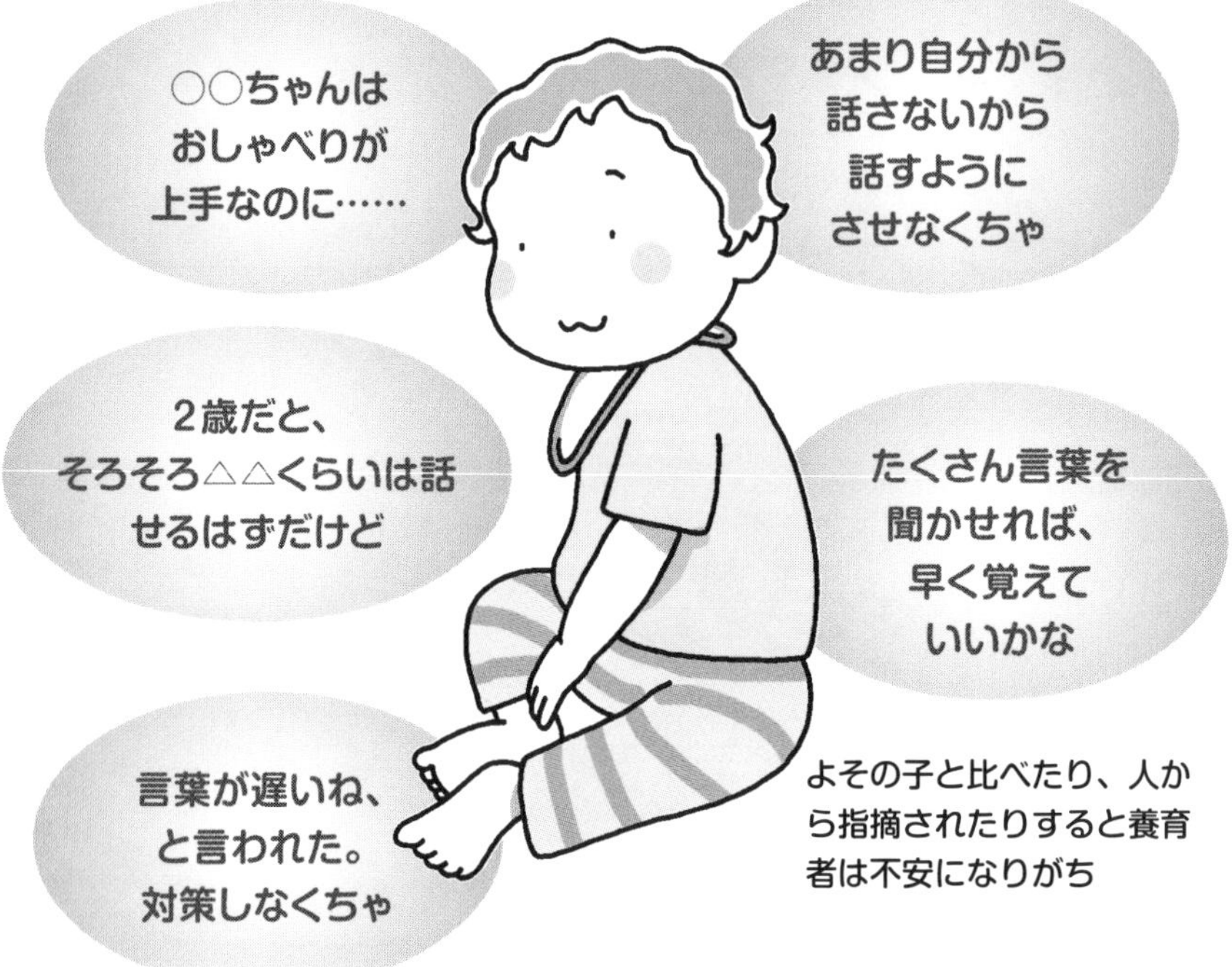
○○ちゃんはおしゃべりが上手なのに……
あまり自分から話さないから話すようにさせなくちゃ
2歳だと、そろそろ△△くらいは話せるはずだけど
たくさん言葉を聞かせれば、早く覚えていいかな
言葉が遅いね、と言われた。対策しなくちゃ

よその子と比べたり、人から指摘されたりすると養育者は不安になりがち

人と比べると不安になりがち

言葉の発達には、脳の言語機能にかかわる部分をはじめ、視覚や聴覚など五感をつかさどる部分の発達、感覚や運動機能、口や舌、のどといった発声にかかわる器官の発育なども関係しています。

言葉を話せるようになるまでには、いくつものプロセスを踏む必要があるため、時間がかかります。また、発達の進み具合には大きな個人差があります。

言葉の発達がゆっくりだと、自分たちの愛情不足ではないかとか、育て方が悪いのではないか、障害があるのではないかと心配になってしまう人もいると思いますが、結論を急がないことです。

「早くできたほうがいい」という価値観をわきにおこう

言葉の発達には大きな個人差がある。早いからいい、遅いからダメなのではなく、その子どもなりのペースがあると考えよう

言葉の遅れが気になるときは……

言葉がゆっくりでもコミュニケーションが成立しているなら、話せる言葉の数を気にするよりも、やりとりそのものを親子で楽しむことを大切にしましょう。

話せる言葉の数よりも、やりとりを重視する

上手におしゃべりできなくても、表情や手ぶりなどを交えてコミュニケーションがとれているなら、あまり心配しすぎなくて大丈夫。まずはあそびや生活のなかでのやりとりを大切にしよう

不安なときはSNSではなく、専門家に相談する

インターネットやSNSでの情報には誤った情報も多い。困ったとき、不安なときは専門家に相談したり、自治体の発達相談の窓口などを活用しよう

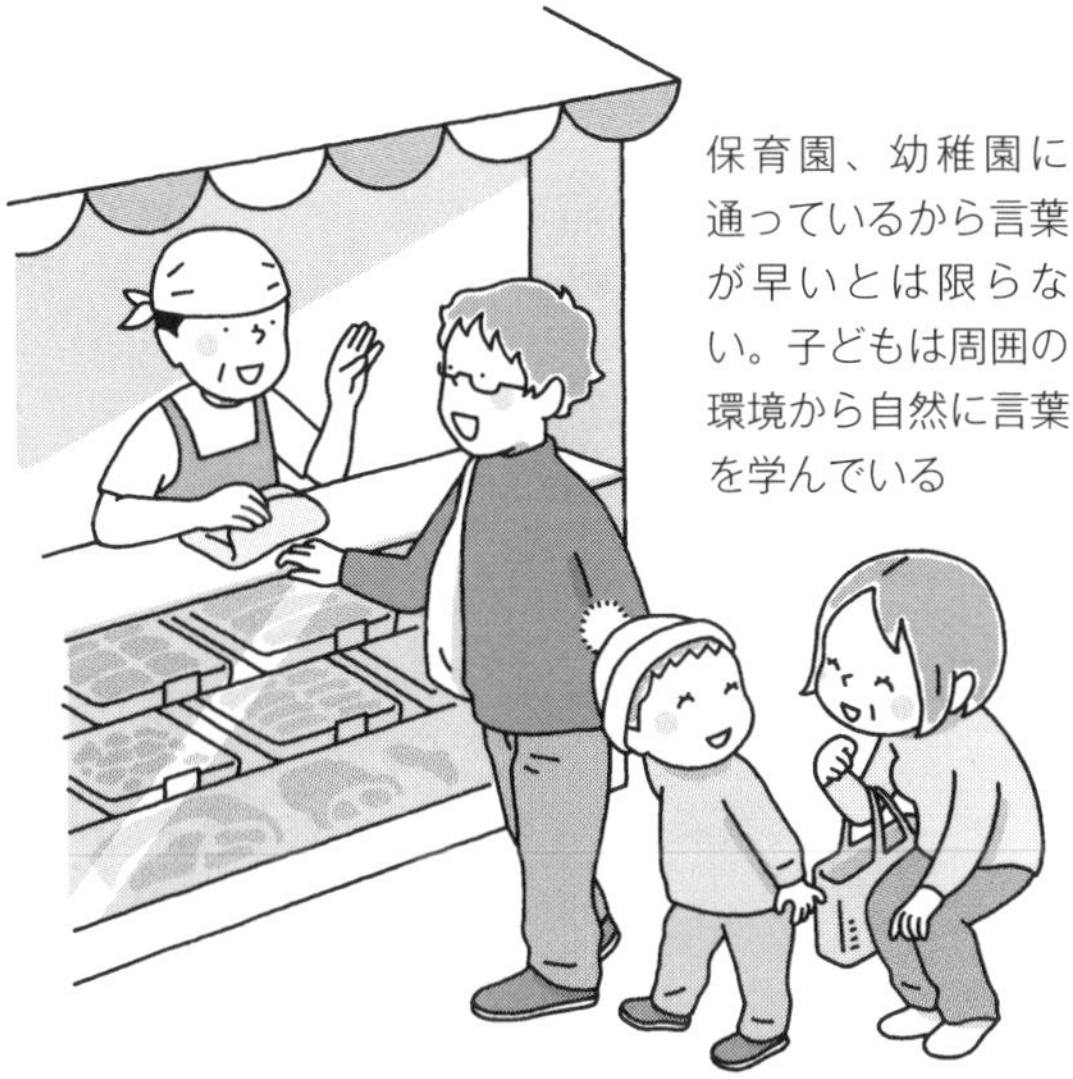

保育園、幼稚園に通っているから言葉が早いとは限らない。子どもは周囲の環境から自然に言葉を学んでいる

早い＝よいことではない

おしゃべりできるようになって、周りの人と上手にコミュニケーションをとれるのはもちろんうれしいことですが、言葉の発達は「早いからいい」というものでも「遅いからよくない」というものでもありません。

例えば、たくさんおしゃべりするものの周囲の人たちとのコミュニケーションが成り立っていない、というようなこともあります。

逆に、言葉がつたなくても、表情や身ぶり手ぶり、視線を合わせるなど別の方法でうまく相手とコミュニケーションをとれていることもあります。

もし、子どもの発達に関することで悩んでいることがあったり、コミュニケーションで不安な要素があったりするときは、小児科医や心理士、言語聴覚士など、子どもの発達の専門家がいるところに相談してみましょう。自治体の発達相談窓口も活用できます。

「イヤ！」は子どもの自分づくりのはじまり

イヤイヤ期は養育者泣かせの時期といわれています。
子どもが「イヤ！」と反応するのには、子どもなりの理由がちゃんとあります。

一歳半ごろから自己主張ができる

服を着替えさせようとすると「イヤ！」、外出しようとしても「イヤ！」というように、あらゆることに首を横に振り、手伝ったり、別のことを提案しても拒否したりする時期があります。

このとき、子どもは怒ったり泣いたり、わめいたりなど、感情を爆発させることが少なくありません。こうした反応が多い時期は「イヤイヤ期」と呼ばれています。だいたい一歳半ごろから見られるようになります。

反抗的になったと思うかもしれませんが、これは自己主張ができるようになったあかしであり、子どもの自分づくりのはじまりです。

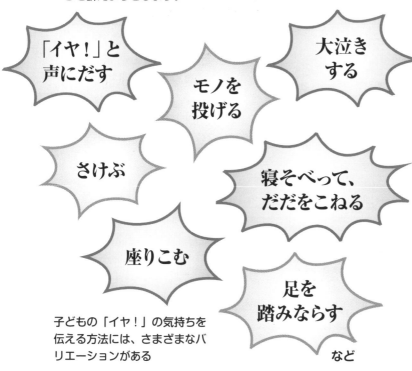

「イヤ！」の表し方にはいろいろある

「イヤ！」という言葉だけでなく、全身を使って自分の気持ちを訴えようとします。

- 「イヤ！」と声にだす
- 大泣きする
- モノを投げる
- さけぶ
- 寝そべって、だだをこねる
- 座りこむ
- 足を踏みならす

など

子どもの「イヤ！」の気持ちを伝える方法には、さまざまなバリエーションがある

根底にあるのは受けとめてほしい気持ち

なにを言っても、なにをさせようとしても「イヤ！」と拒否するのは、自分で決めたいという気持ちがあるから。まずはその気持ちを受けとめてみましょう。

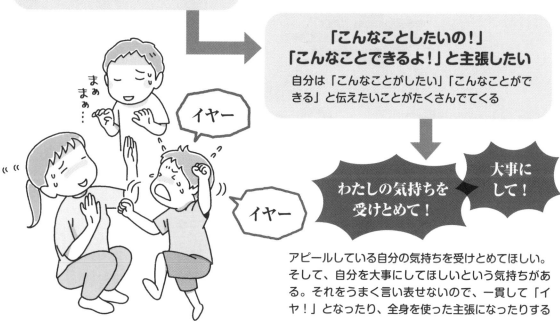

自立心が芽生える

これまでは「してもらう」側だったが、自分でなにかを決めたり、選んだりしてもいいことに気づき、自立への一歩を踏みだす

「こんなことしたいの！」「こんなことできるよ！」と主張したい

自分は「こんなことがしたい」「こんなことができる」と伝えたいことがたくさんでてくる

わたしの気持ちを受けとめて！

大事にして！

アピールしている自分の気持ちを受けとめてほしい。そして、自分を大事にしてほしいという気持ちがある。それをうまく言い表せないので、一貫して「イヤ！」となったり、全身を使った主張になったりする

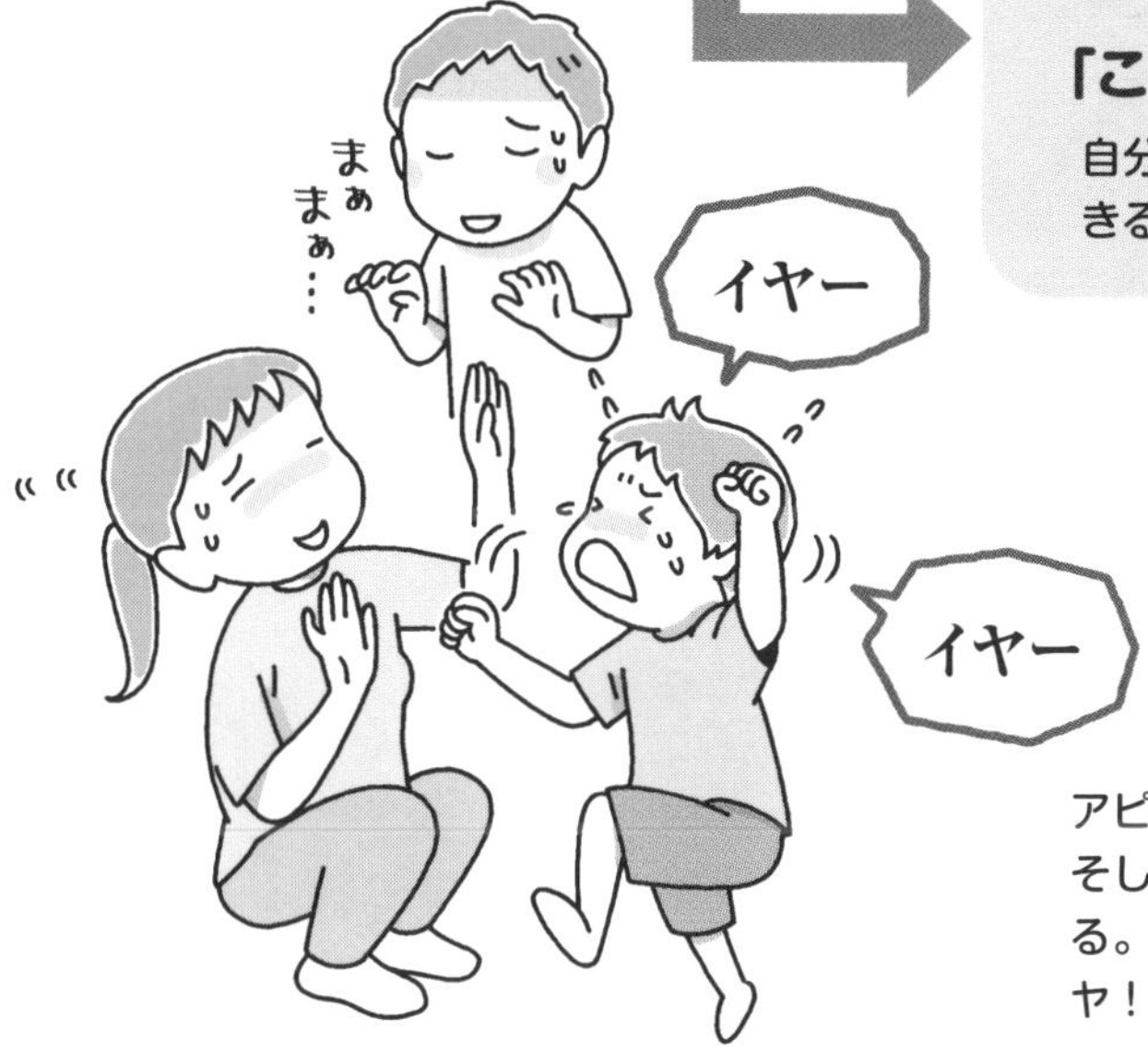

認めてほしいことがたくさんある

なぜ、あらゆることに「イヤ！」と反応するのでしょう。

これには、一歳半から二歳ごろになるとわかることや、自分でできることが増えるのが影響しています。「イヤ！」は、「自分のすることを自分で決めたい」とか、「わたしを（ぼくを）尊重して！」というアピールなのです。

しかし、語彙がまだ少なく、自分の気持ちをうまく言葉にすることが難しい……。そのため、「イヤ！」というシンプルな表現になったり、全身を使ってアピールしたりしているのです。

このようにして、自分の気持ちを表現しようと葛藤し、気持ちを受けとめてもらうことや、ときに自分の思いどおりにならないこともあることを経験するのは発達において不可欠なことです。

「イヤ！」は、子どもが自分の気持ちをうまく言葉で伝えるようになるにつれ、自然に減っていきます。

イヤイヤ期②

二歳ごろ～

やりとりのなかで、折りあいをつける

イヤイヤ期の子どもへの接し方に迷ったり悩んだりしている人も多いはず。これという決まった正解はないので、子どもと向きあい、そのつど対処していきましょう。

「イヤ！」の理由やどうするかをやりとりして考えよう

子どもの「イヤ！」にはきちんと理由があります。それを探りながら、やりとりのなかで折りあいをつけていきましょう。

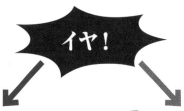

イヤ！

✕ 頭ごなしに否定する

頭ごなしの否定はできれば避けたいもの。自分が大事にされていると感じられない

○ やりとりして対応を考える

イヤな理由と、どうすれば折りあいがつけられるのか子どもとやりとりして考える。答えがでなくても、真剣にとりあってくれていることが伝わると、子どもは自分自身が「大切にされている」と感じられる

⚠ 人を傷つけたり危険なことはすぐにとめる

自分や他人を傷つけたり、命にかかわるような危険があったりするときは、ためらわずにとめる。越えてはいけない一線は必ず守ろう

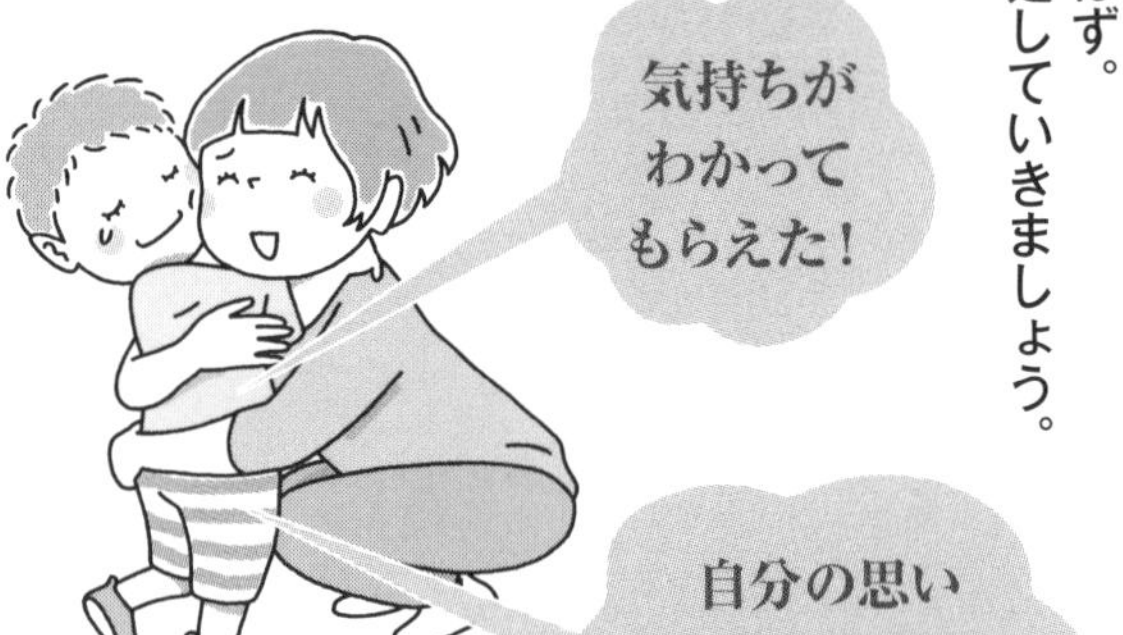
気持ちがわかってもらえた！
自分の思いどおりにならないこともあるのか

養育者とのやりとりのなかで、自分の主張と他者の主張がぶつかったときに、折りあいをつけることを学んでいく

自分たちなりの方法を探してみよう！

そのとき、その場面ごとに考えたり、ほかの人のやり方を参考にしてもよいでしょう。

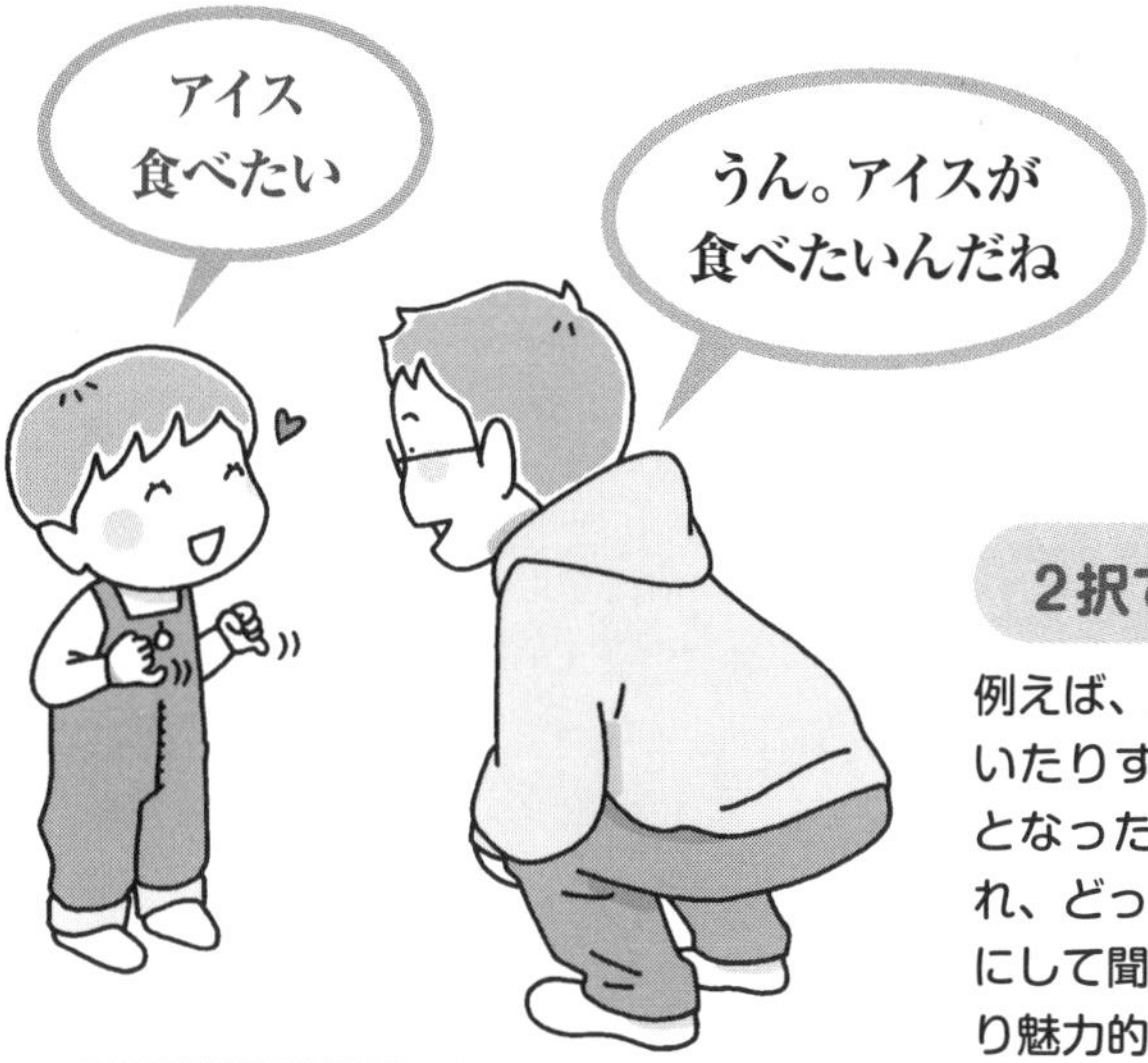
アイス
食べたい
うん。アイスが
食べたいんだね

子どもの言葉をそのまま返してみる

子どもの言葉をそのまま返す。すると、子どもは自分の気持ちをわかってもらえたと実感できる。そのうえで、「今はないから、あとで買いに行こうね」など、別の提案をして折りあいをつける

2択で提案してみる

例えば、服を着たり、靴を履いたりするときに「イヤ！」となったときは、「これとこれ、どっちにする？」と2択にして聞いてみる（一方をより魅力的なものにすると、子どもが選びやすい）

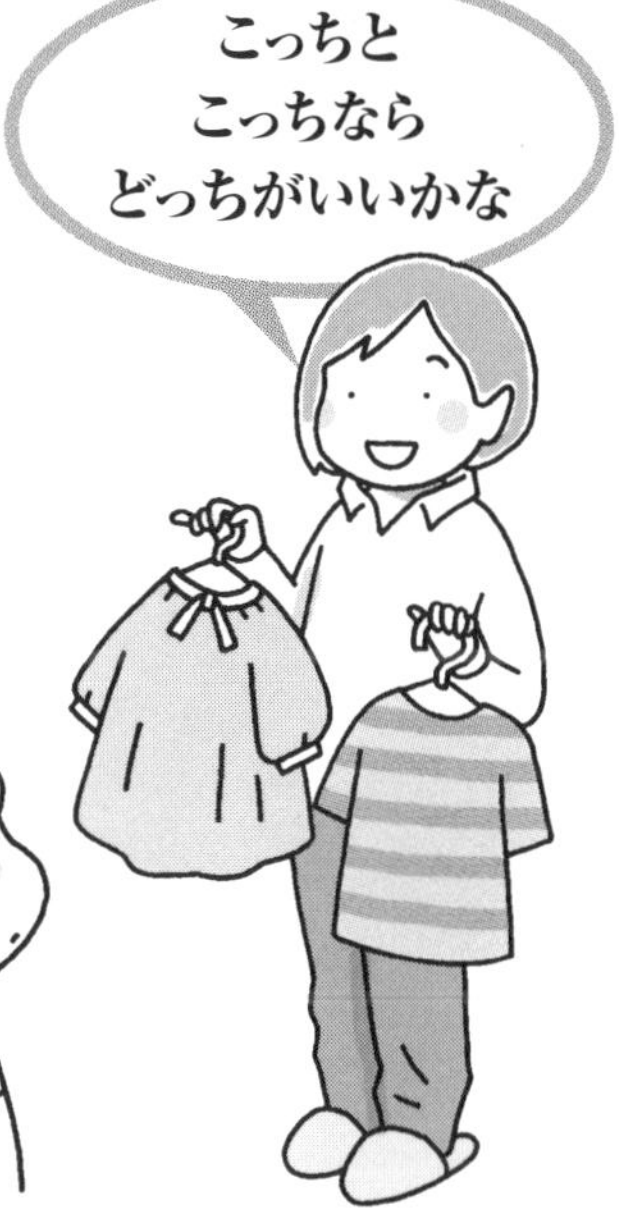
こっちと
こっちなら
どっちがいいかな

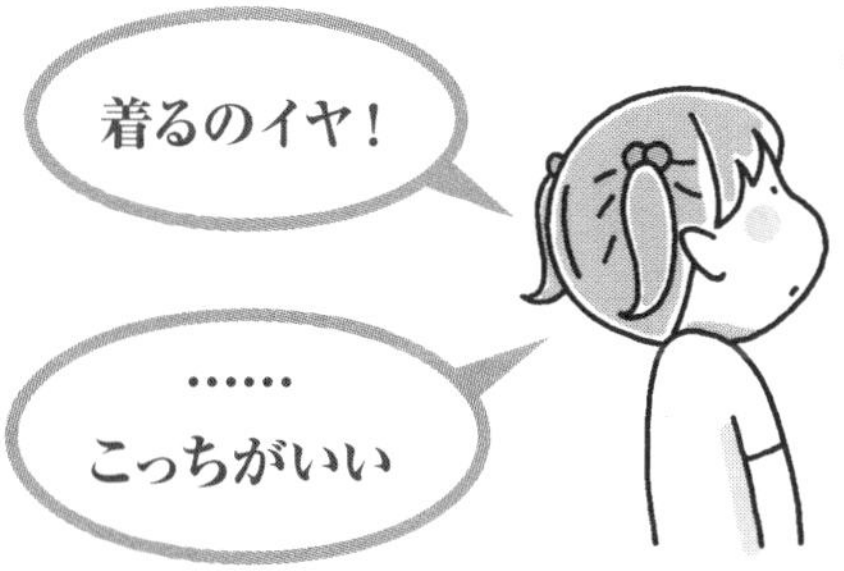
着るのイヤ！
……
こっちがいい

子どもも養育者もともに成長していく

子どもの望みがわからないときは、思い当たることをあれこれ言葉にしてみるのもよいでしょう。一生懸命考えてくれる姿を見て、子どもは「大事にされている」と感じることができます。

もし、要求がエスカレートする場合は、真の訴えや願いが別のところにある可能性もあります。下にきょうだいができたとか、環境の変化によるストレスなど、ほかに原因があることも。

そうやって試行錯誤してやりとりをくり返すことが、養育者の対応力を育むことにもなります。

親もストレスがたまりがちなこの時期。折りあいがつかず、子どもと真正面からぶつかることもあるでしょう。ぶつかったときは仲直りについて学ぶチャンスです。親の思いも伝えてみましょう。時には子どもと離れて自分をいたわる時間をもつことも、この時期を乗り切るうえで大切なことです。

ひとりごと

話すことで思考を整理している

三歳ごろ〜

子どもはよくひとりごとを言いながらあそんでいることがあります。
ひとりごとは、発達のプロセスではよく見られるものです。成長にともない減ってきます。

言葉には２つの役割がある

ロシアの心理学者ヴィゴツキーは、コミュニケーションの道具としての言葉を「外言《がいげん》」、頭の中での思考の道具である言葉を「内言《ないげん》」としています。

自分に向けて

内言

頭の中で考えごとをするときに使われる言葉。４歳前後までは内言も口にだすが、５～６歳ごろには頭の中だけで考え、口にはださなくなる

○○で
あそびたい

おなか
へった

他者に向けて

外言

他者とのやりとり、コミュニケーションの手段としての言葉。人に伝えるためにふだん話す言葉は外言に分類される

○○であそびたい！

おなかへったよ

子どものひとりごとは自分のため？

スイスの心理学者ピアジェは当初、子どものひとりごとは「自己中心性（→P66）」の表れであり、成長して社会性が発達するにつれ、ひとりごとも減少するという考えを示していました。

これに対し、ロシアの心理学者ヴィゴツキーは、言葉には「外言」と「内言」という二つの役割があり（上記参照）、子どものひとりごとは外言でありながら、内言のような機能があると考えました。

そして、成長とともに内言と外言の使い分けができるようになると、ひとりごとが内言に変化していくと説いています。この説にピアジェも賛同しました。

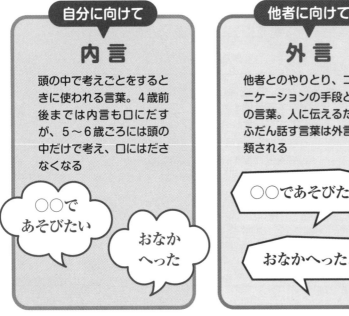

郵便はがき

料金受取人払郵便

小石川局承認

1155

差出有効期間
2026年6月30
日まで

112-8731

東京都文京区音羽二丁目
十二番二十一号

講談社第一事業本部企画部
からだとこころ
編集チーム　行

（フリガナ）
ご芳名

男・女（　　歳）

メールアドレス

ご自宅住所　（〒　　　　　）

ご職業　1 大学院生　2 大学生　3 短大生　4 高校生　5 中学生　6 各種学校生徒　7 教職員　8 公務員　9 会社員(事務系)　10 会社員(技術系)　11 会社役員　12 研究職　13 自由業　14 サービス業　15 商工業　16 自営業　17 農林漁業　18 主婦　19 家事手伝い　20 フリーター　21 その他(　　　　)

★今後、講談社から各種ご案内やアンケートのお願いをお送りしてもよろしいでしょうか。ご承諾いただける方は、下の□の中に○をご記入ください。

□ **講談社からの案内を受け取ることを承諾します**

TY 000062-2405

愛読者カード

ご購読ありがとうございます。皆様のご意見を今後の企画の参考にさせていただきたいと存じます。ご記入のうえご投函くださいますようお願いいたします（切手は不要です）。

お買い上げいただいた本のタイトル

●本書をご購入いただいた動機をお聞かせください。

●本書についてのご意見・ご感想をお聞かせください。

●今後の書籍の出版で、どのような企画をお望みでしょうか。
興味のある分野と著者について、具体的にお聞かせください。

●本書は何でお知りになりましたか。
1. 新聞（　　　　）　2. 雑誌（　　　　）　3. 書店で見て
4. 書評を見て　5. 人にすすめられて　6. その他

3歳ごろ

絵を描いているときに青えんぴつを隠す

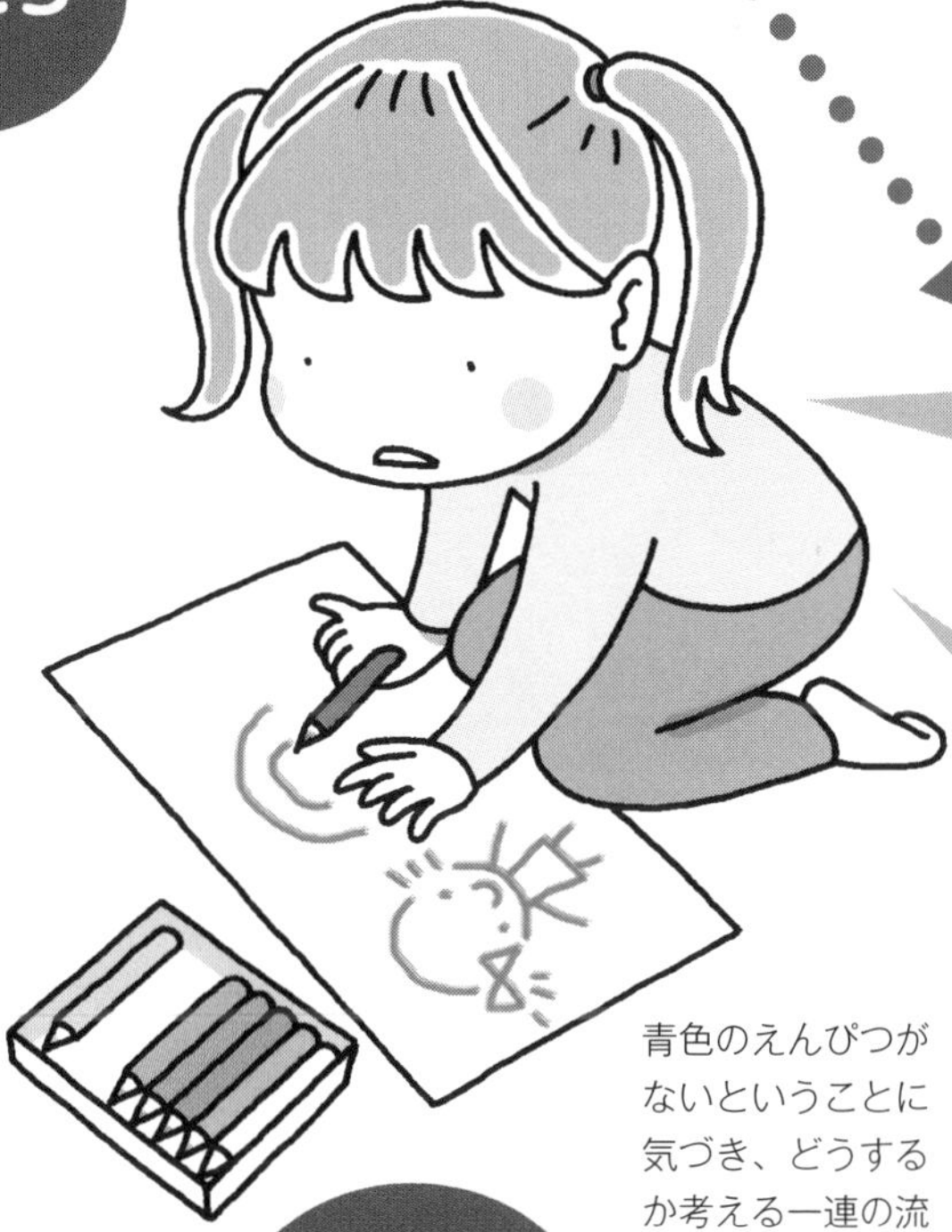

ひとりごと

青えんぴつはどこにいったの？

ひとりごと

じゃあ、緑で描こうかな

青色のえんぴつがないということに気づき、どうするか考える一連の流れを自分に向けてしゃべっている

自分に向けて話している

子どものひとりごとは誰かに向けて話しているのではなく、自分に向けたもの。口にだしてはいますが、自分の考えを整理しやすくしているのです。

【内言と同じ役割を果たしている】

7歳ごろ

（だんだんひとりごとが減り、内言へと切り替わる）

頭の中で考えをまとめられるようになると、自然にひとりごとが減り、頭の中で思うだけになる

青えんぴつはどこ？

じゃあ、緑で描こう

読み書き

三歳ごろ〜

まずは文字の楽しさを知るところから

おしゃべりができるようになると、次のステップは読み書きと思うかもしれませんが、すぐに読み書きができるようになるわけではありません。発達は、ゆっくり一つずつ積み重ねていくものです。

「話す」ができたら「読み書き」もできるようになる？

おしゃべりができたらすぐに読み書きができるわけではありません。読み書きができるようになるためには、形を見分ける、文字を書くために手先を細かく使うなど、土台となる一つ一つの能力の積み重ねが必要です。

植物は根っこが細いままでは大きく育たない。同じように、読み書きができるようになるには、まずは土台となる能力の発達が必要。

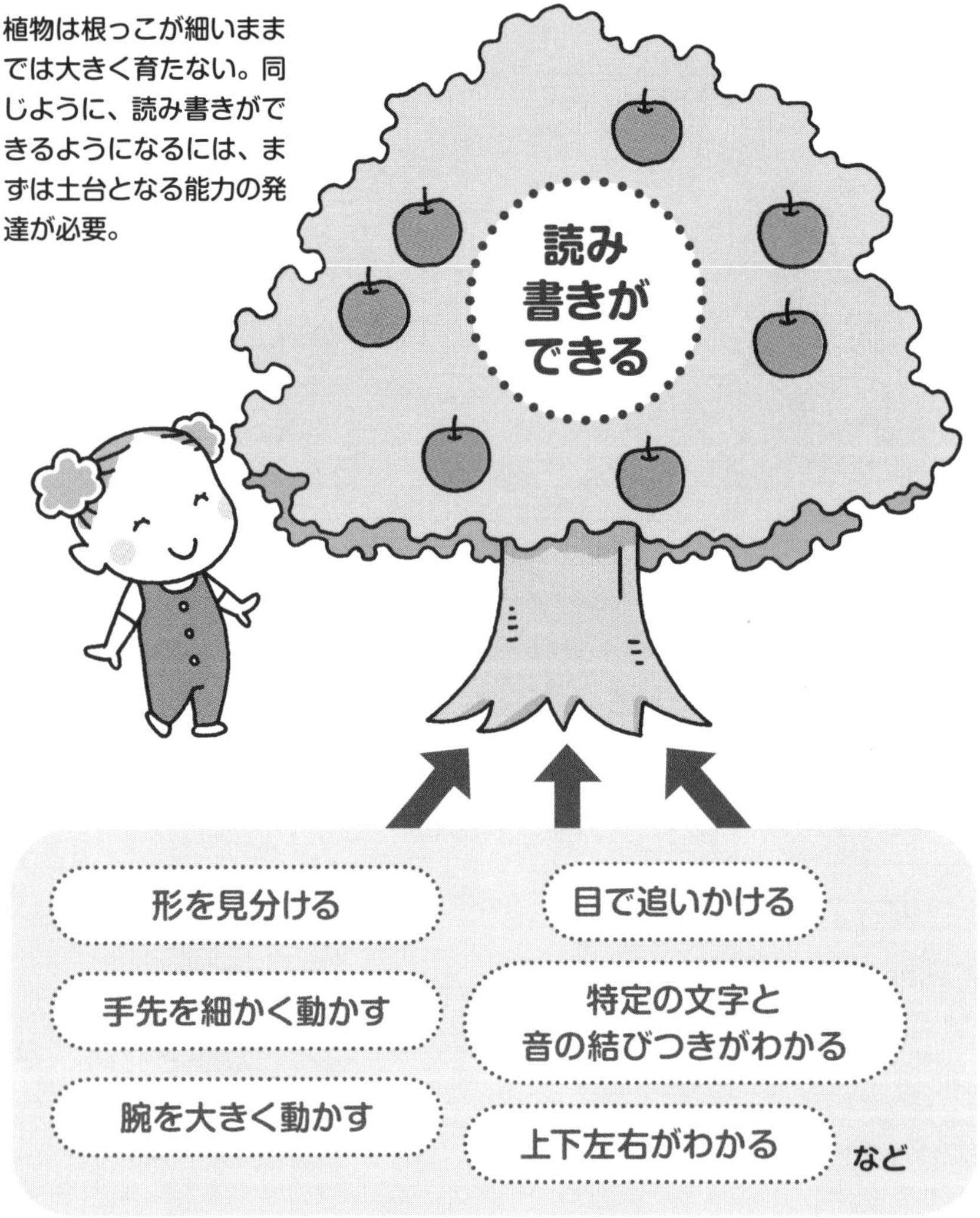

読み書きができる
形を見分ける
目で追いかける
手先を細かく動かす
特定の文字と音の結びつきがわかる
腕を大きく動かす
上下左右がわかる
など

文字の楽しさを知る手助けをしよう

文字がなにかを表していると知ることは好奇心を刺激します。特定の文字と音との結びつきがわかると、読むことが楽しくなります。周囲の大人は文字が楽しいものだと思える手助けをしてみましょう。

ゆっくり楽しみながら読む

絵本を読むときは、聞きとりやすいようにゆっくりと、抑揚をつけたりしながら読む。文字を読むことは楽しい、おもしろいことだと感じられる手助けを

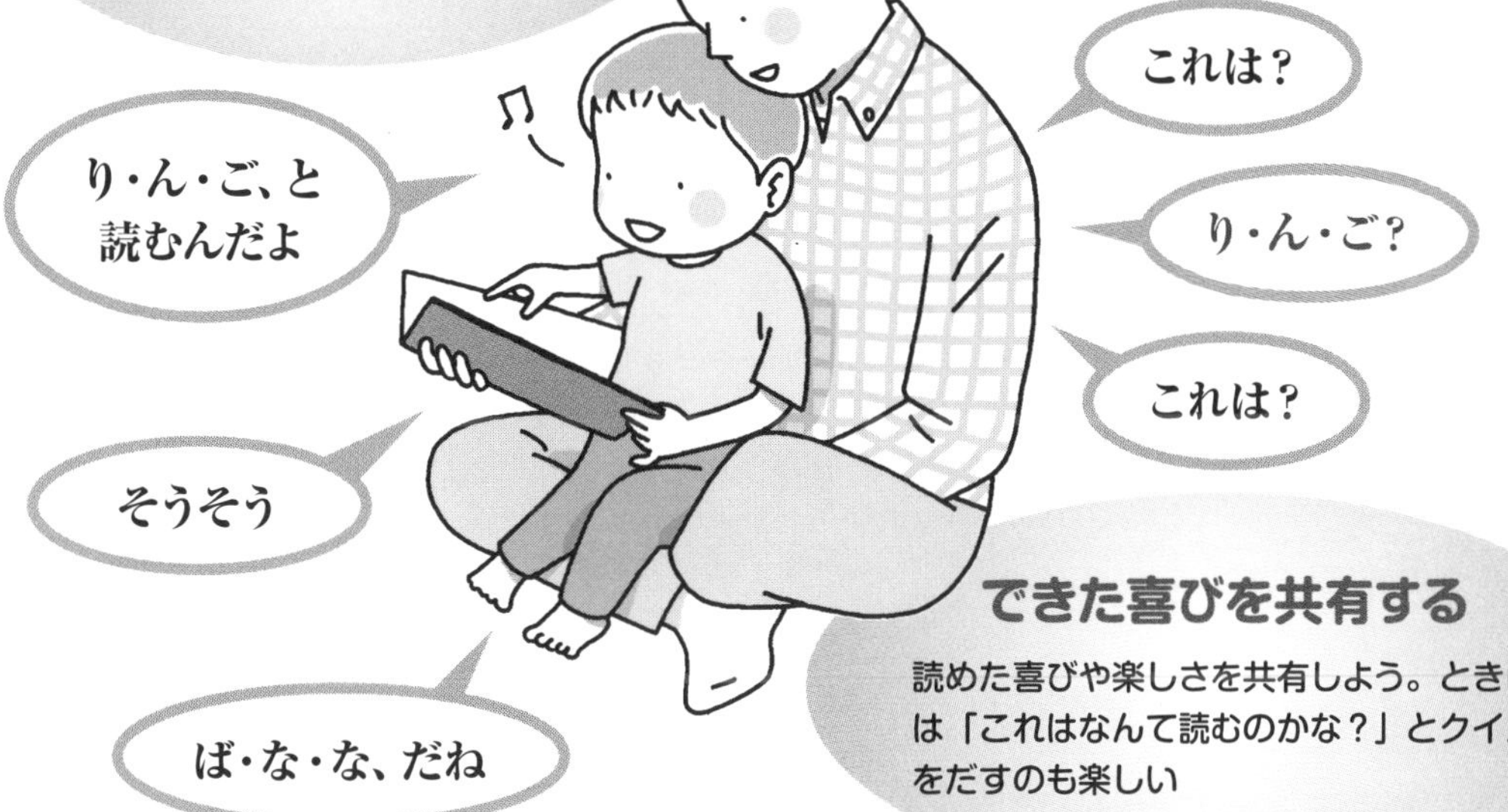

これは？
り・ん・ご、と読むんだよ
り・ん・ご？
これは？
そうそう
ばな・な、だね

できた喜びを共有する

読めた喜びや楽しさを共有しよう。ときには「これはなんて読むのかな？」とクイズをだすのも楽しい

話し言葉から書き文字へ

おしゃべりができるころになると、読み聞かせている絵本をはじめ、新聞のチラシや雑誌、街でみかける看板などに書かれている文字に興味をもちはじめます。

例えば、絵本の読み聞かせをしていると、子どもはしだいに本に書かれている文字を親が読んでいて、それにしたがって物語が進むことに気づきます。こうして文字の存在や役割を認識すると、自分でも文字を読んでみたくなります。大人のまねをして、絵本を手にまるで文字を読んでいるかのように自作のお話を披露したり、好きなキャラクターの名前に使われている文字と同じ文字を見つけては楽しそうに教えてくれたりすることもあります。

子どもの場合、書く力よりも読む力のほうが先に発達します。就学前にひらがなを書けるようになる子もいますが、あせって教えなくても大丈夫です。

COLUMN

メディアを活用するときはコミュニケーションに注意を

コミュニケーションの総量を考えよう

最近は小さな子どもにテレビを見せたり、スマホやタブレット端末などで動画を見せることが一般的になっています。スマホやタブレット端末などのメディアを使うこと自体は悪いわけではありませんが、いくつかの注意点があります。

まず、メディアに子どもの相手を任せきりにしないこと。通常、コミュニケーションは同じものを見て、それを共有することで成立します。ところが、テレビや動画の映像はスピードが速すぎて共有しにくく、見せっぱなしにするのはコミュニケーション不足の原因になりがちです。

また、子どもの心身の発達には五感を通してさまざまな刺激を得ることが大切ですが、スマホなどの映像や音などでは限られた刺激しか得られません。さらに、子どもは強い光刺激や音刺激にひかれやすく、そうした刺激から注意をそらすことが不得手です。こうした強い刺激に長時間さらされないように、周囲の大人が注意することが大切です。

どうしてものときだけ使う

「この動画を見せたら、泣きやむ」というような裏ワザは、外出先でなど、できるだけ困ったときにとどめる。しだいに裏ワザなしでも落ち着けるようになり、結果的にラクができることも

コンテンツ選びは慎重に

映像や音の刺激が強すぎるものは避ける。見せるものは幼児向けのコンテンツから選ぶのが安心

別の手も考えてみよう

スマホやタブレット端末に頼らない方法も考えてみる。日々試行錯誤することで、困ったときの対応策の選択肢が広がる

4

他者に気づく、世界が変わる

子どもはあるときから他者の存在に気づき、自分との違いを意識するようになります。他者への気づきはこころの発達を促します。他者の思いを理解するためには、周囲の大人のはたらきかけが大切です。

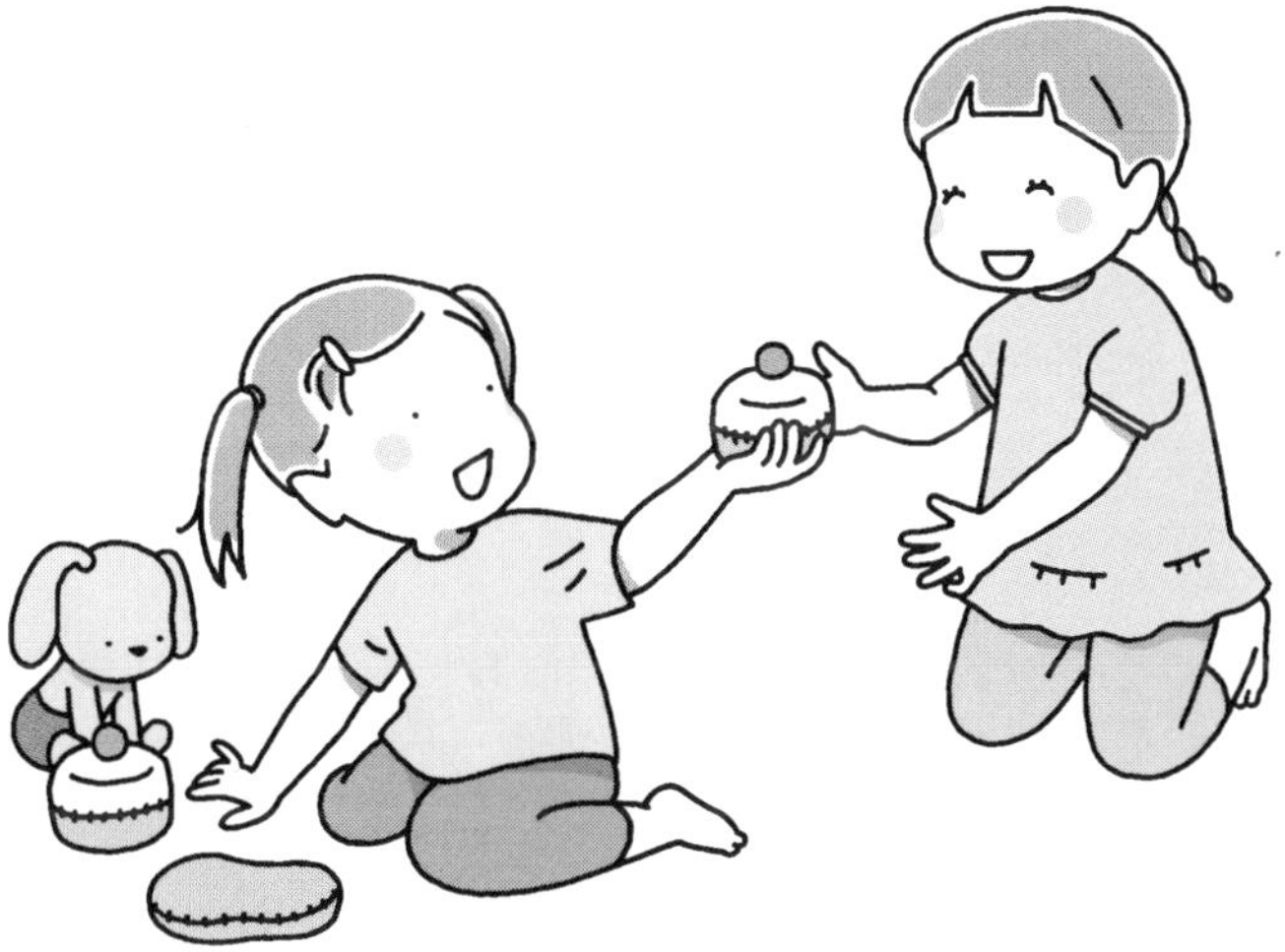

自己認知

一歳半ごろ～

だんだんと自分が何者かわかるようになる

最初は鏡に映る自分の顔を見ても自分だとはわかりません。それが自分だとわかるのは、一歳半ごろを過ぎてからです。だんだんと自分について考えるようになります。

他者に気づくと、「わたし」がわかる

大人は鏡を見たとき、自分が映っているとわかります。

赤ちゃんに鏡に映る自分を見せても自分だとはわからず、誰かほかにいると思って鏡をたたいたり、のぞき込んだりします。鏡に映るのが自分だと認識できるのは、一歳半以降になってからです。

一歳半ごろになると、イメージする力が育ち、子どもは他者の目を意識し、自分が外側からどう見えるのかを思い描くようになります。名前や見かけ、やりたいことの違いなどを通して、自分と他者の違いをはっきりと認識するようになります。「自己意識（→P65）の芽生え」と呼ばれるものです。

鏡に映っているのは一体、誰

赤ちゃんの顔に口紅をつけて、鏡に映る顔を見せたときの反応を調べる「ルージュテスト」をおこなうと、自己認知が成り立っているかいないかがわかります。

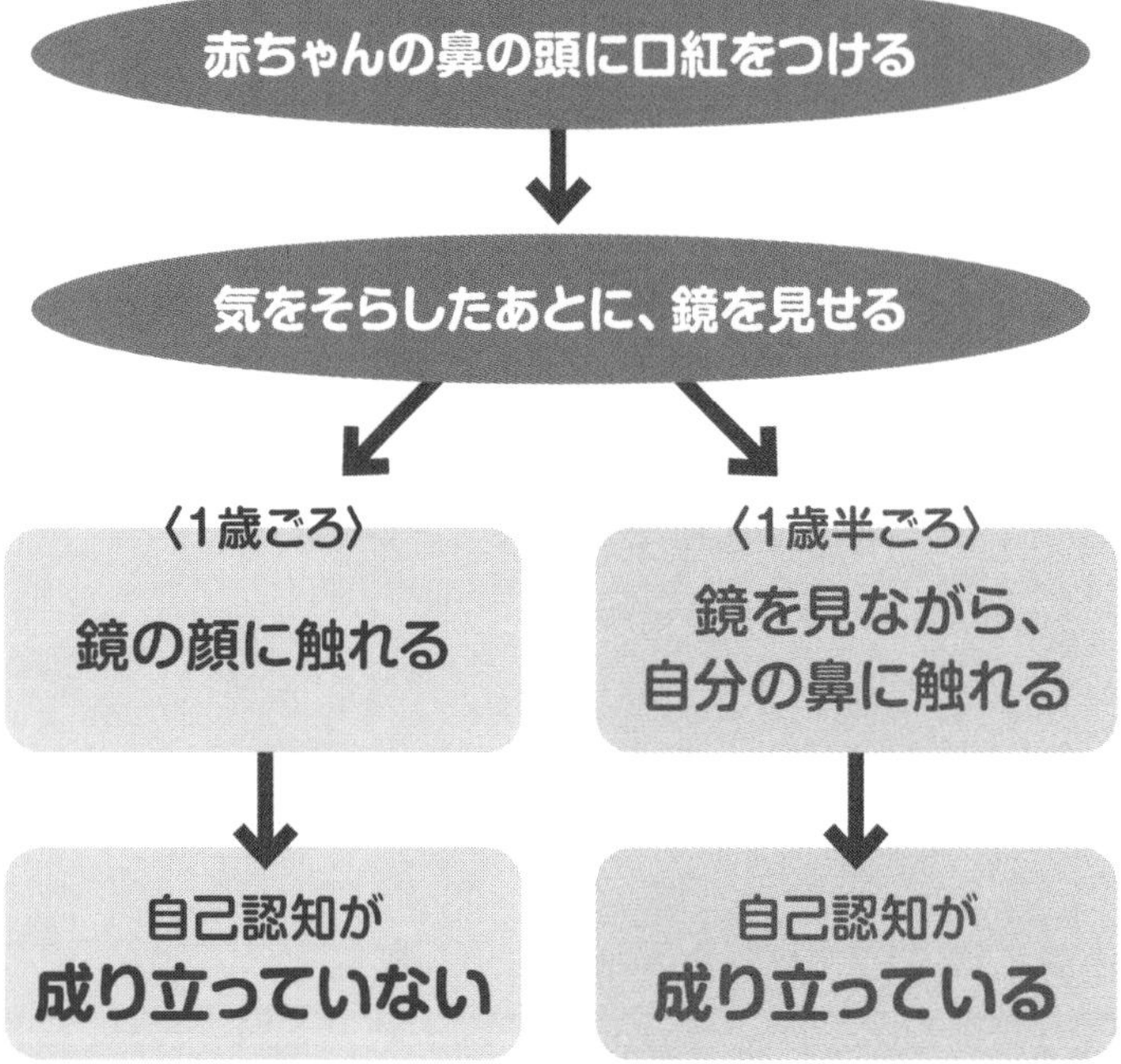

赤ちゃんの鼻の頭に口紅をつける
気をそらしたあとに、鏡を見せる
〈1歳ごろ〉
鏡の顔に触れる
自己認知が
成り立っていない
〈1歳半ごろ〉
鏡を見ながら、
自分の鼻に触れる
自己認知が
成り立っている

自分がどんな子か少しずつ思い描けるようになる

自分はどんな子だろうと考えるとき、「○○くんはやさしいね」などといった他者からの言葉や、他者と比べることで自分のイメージを把握しようとします（自己概念の発達）。

自分自身でどんな子か考える

ふだんの自分の具体的な行動や好みから、自分はこういう子だと考える。行動や見かけなど、目に見える側面に注目して自分のことをとらえる

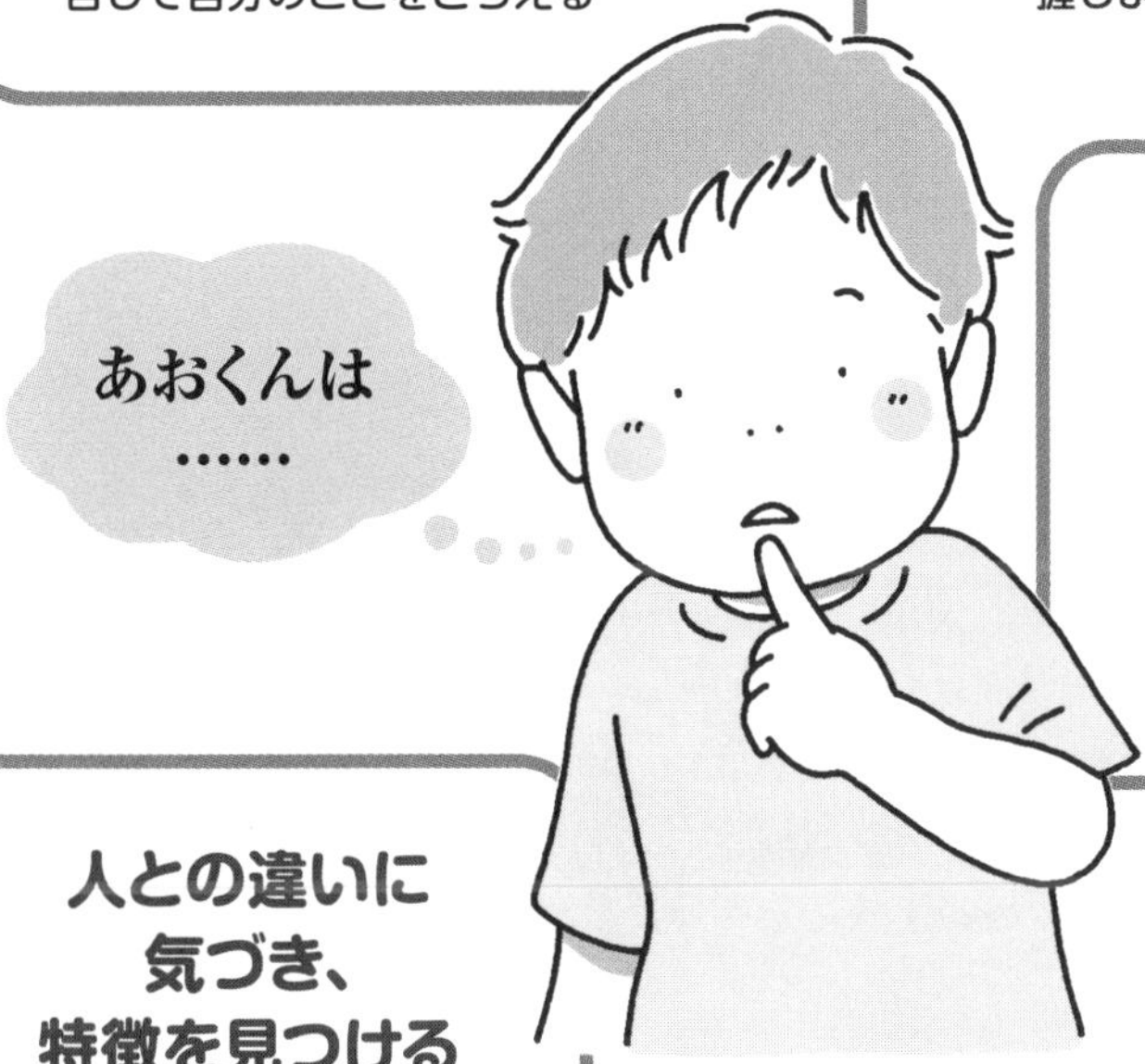

人から言われて自分の一面を知る

「○○くんはわんぱくだね」とか「○○ちゃんはあわてんぼう」などというように、他者からの言葉を受けて、自分でも気づいていない部分を知ることがある

人との違いに気づき、特徴を見つける

他者と自分の「同じところ」と「違うところ」に気がつくことを通して自分を知るようになる

小さいうちから自分を見つめている

前述のように自己意識が芽生え、言葉でのやりとりができるようになることと相まって、子どもは「自己概念」が発達していきます（上記参照）。

「○○くんは男の子、○○ちゃんは女の子」「○○くんは赤ちゃんじゃないよ、もうお兄ちゃん」「○○くんは走るの速いね」というように、周りの大人が自分に向けた言葉をたよりに、自分についてのイメージをつくっていくようになるのです。

自己意識と感情

一歳半〜三歳ごろ

他者から見た自分も意識しはじめる

大人になると他者の目を意識した感情が芽生えます。そのきざしは、自己を認識できる一歳半ごろから現れます。感情はだんだんと複雑になっていくのです。

自己意識から さまざまな感情が生まれる

自己を意識するようになると、それによってさまざまな感情が芽生えます。3歳ごろまでには大人とほぼ同じような種類の感情をもつようになります。

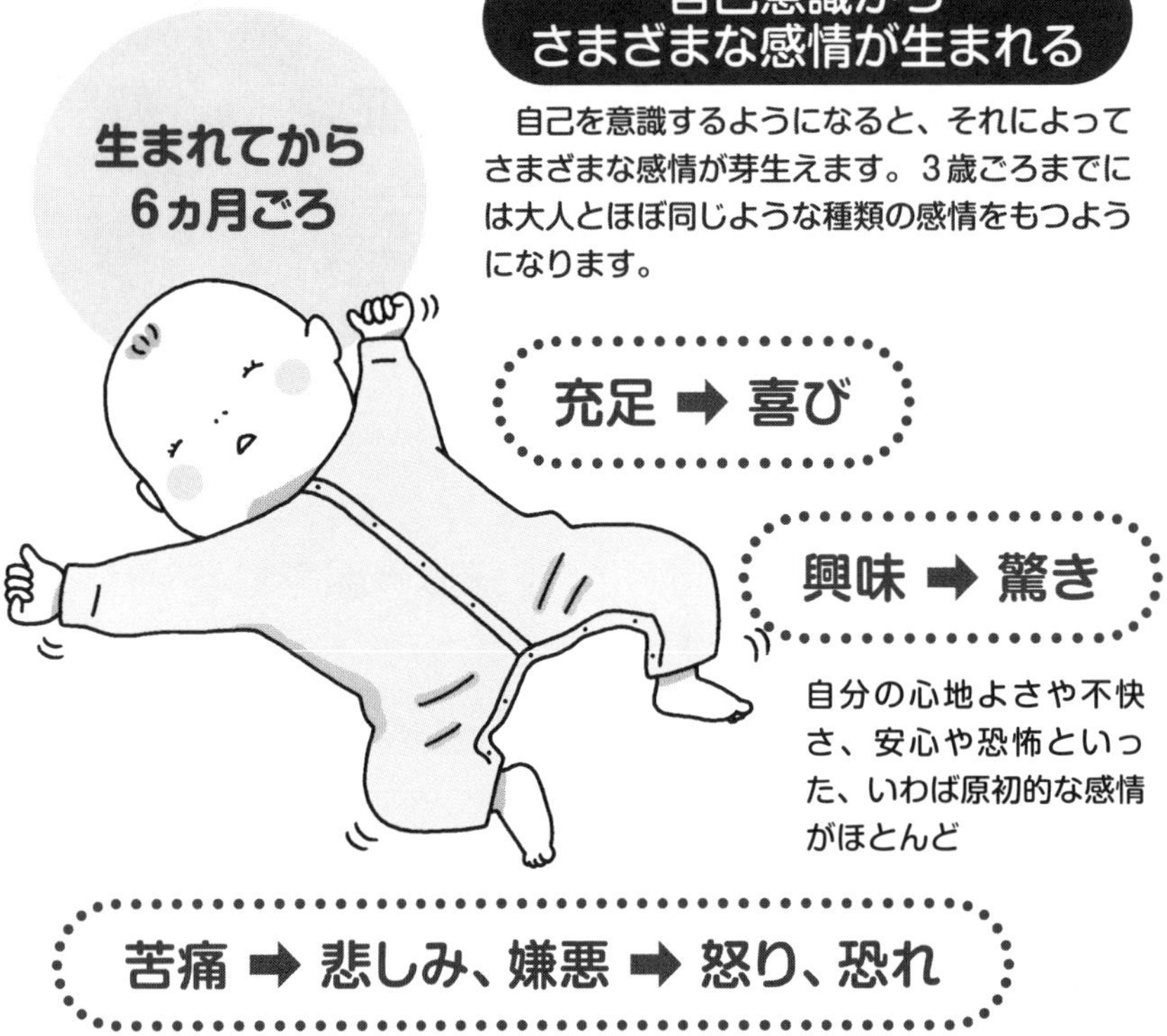

生まれてから
6ヵ月ごろ
充足 ➡ 喜び
興味 ➡ 驚き
苦痛 ➡ 悲しみ、嫌悪 ➡ 怒り、恐れ

自分の心地よさや不快さ、安心や恐怖といった、いわば原初的な感情がほとんど

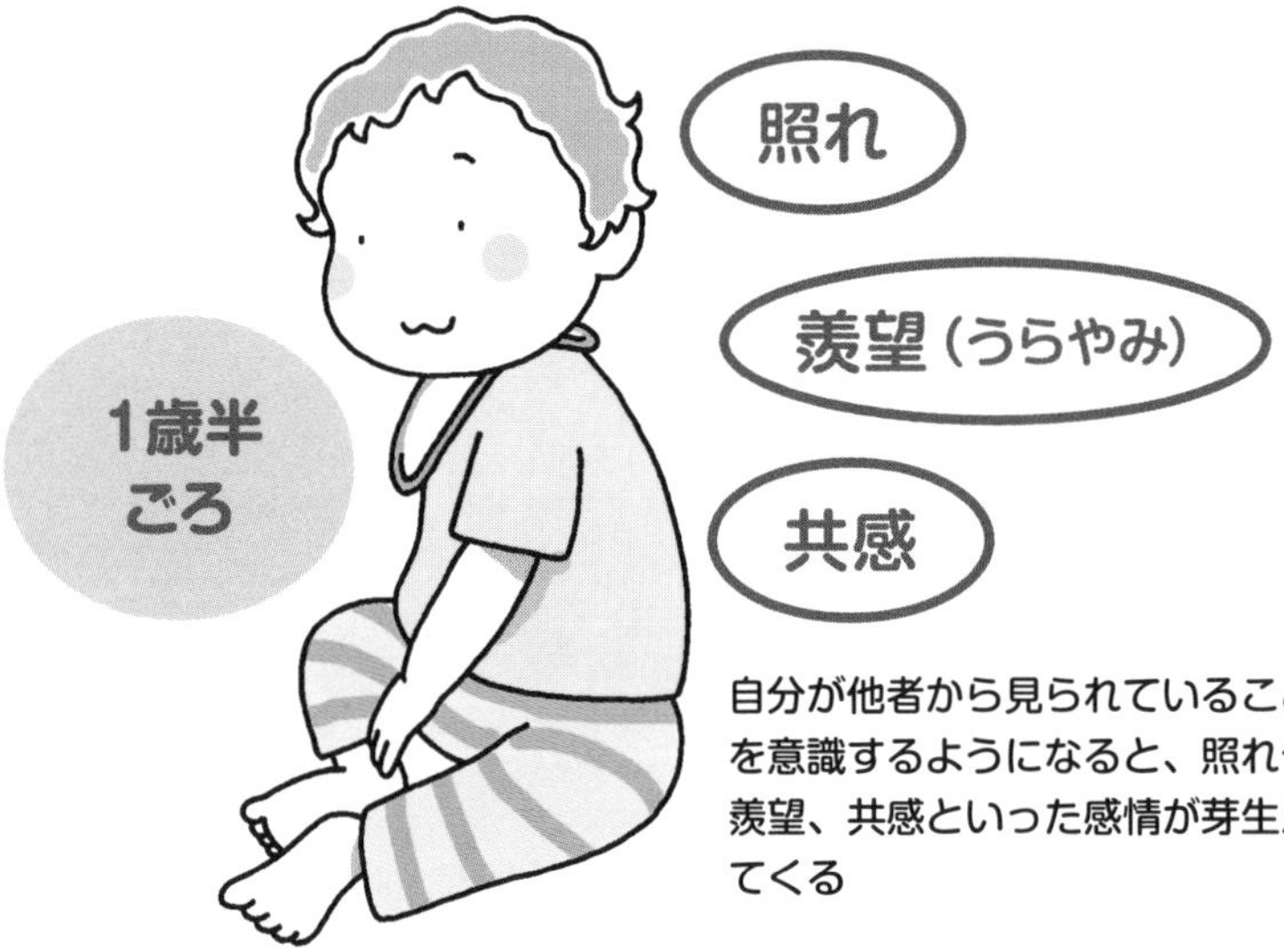

1歳半
ごろ
照れ
羨望（うらやみ）
共感

自分が他者から見られていることを意識するようになると、照れや羨望、共感といった感情が芽生えてくる

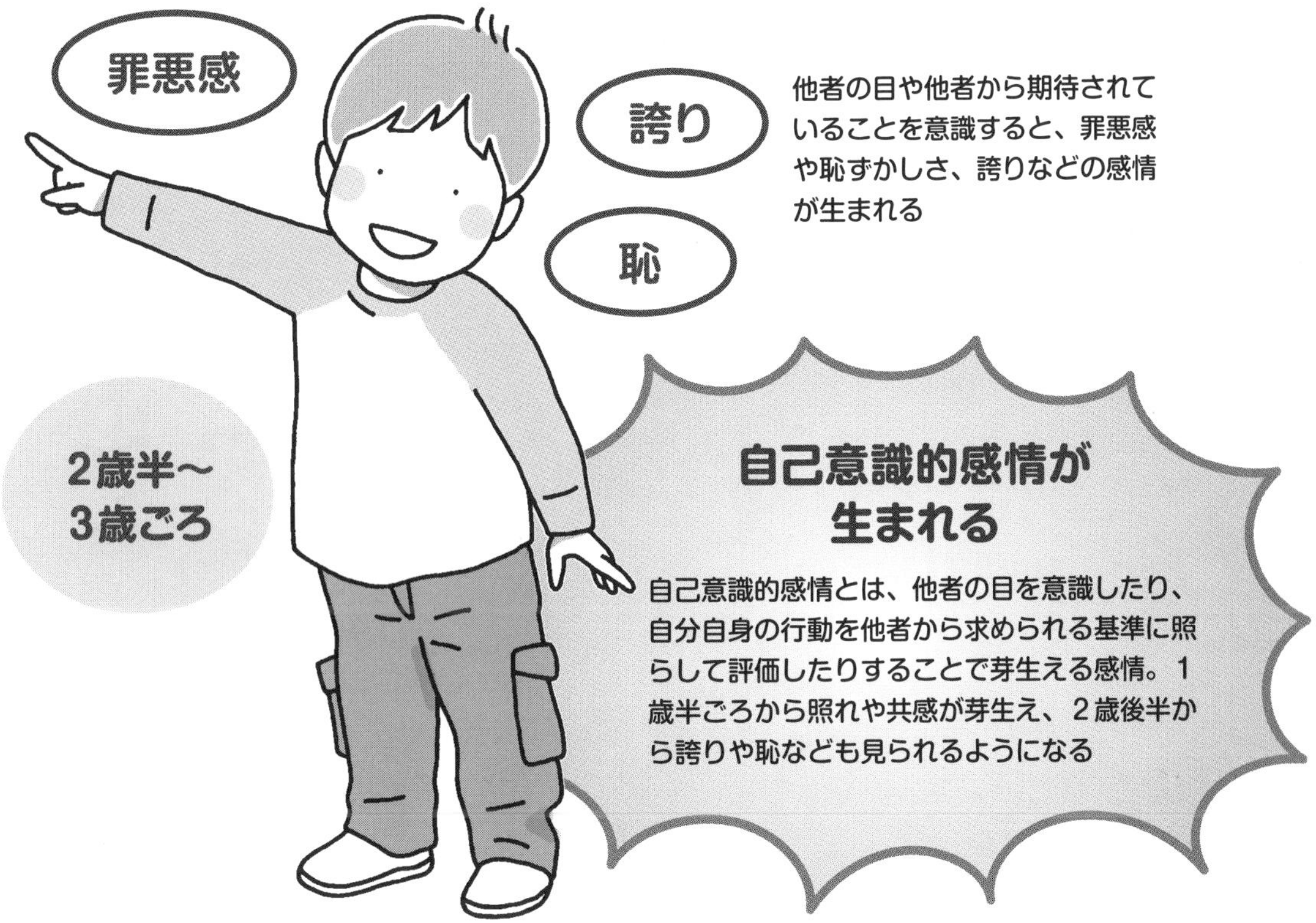
罪悪感
誇り
恥
2歳半～
3歳ごろ
自己意識的感情が
生まれる
自己意識的感情とは、他者の目を意識したり、自分自身の行動を他者から求められる基準に照らして評価したりすることで芽生える感情。１歳半ごろから照れや共感が芽生え、２歳後半から誇りや恥なども見られるようになる

他者の目や他者から期待されていることを意識すると、罪悪感や恥ずかしさ、誇りなどの感情が生まれる

自己意識が発達すると、感情も発達する

一歳半ごろから二歳半ごろにかけて、他者の目に自分はどう映っているのか、どんなふうに思われているのか、なにを期待されているのかといったことを意識（自己意識）するようになります。これにともない「自己意識的感情」と呼ばれる新たな感情が芽生えます。

このうち最初に芽生えるのは、照れと共感です。ほめられると、はにかんだり照れくさそうにしたりするのはこのためです。また、泣いている子や転んで痛がっている子を見ると相手にそっと触れたり、なでたり助けようとしたりするなど共感による行動をとります。

二歳半ごろにはルールや決まりごとなどを理解し、それに反することをしたときなどに罪悪感や恥ずかしさを抱くようになります。また、ほめられたときには飛びはねて喜び、誇りを感じていることを示す行動も見られます。感情が豊かになっていくのです。

自己中心性

二～七歳ごろ

つねに自分視点で世界を見ている

心理学者のピアジェは二～七歳ごろまでを「前操作期」と呼びました。目の前にあるものや実体だけの世界から、頭の中でイメージや言葉を使って考えるようになる時期です。

前操作期は2つに分けられる

「前操作期」とはピアジェの発達段階説による分類で、2～7歳ごろまでの時期のことです。前操作期は、さらに「前概念的思考段階」と「直観的思考段階」の2つに分けられています。

4歳ごろまで　**前概念的思考段階**

「自己中心性」が強い

自分の視点からものごとを見たり、考えたりすることを「自己中心性」という。自分とは違う他者の視点で考えたり、客観的な判断をしたりすることはまだ難しい。いわゆる「わがまま」とは別もの

見立てが可能になる

目に見えないものを思い浮かべ、イメージできるようになる（表象能力）。これによって、おもちゃを道具に見立てたりしたあそびや、アニメの登場人物になったふりができるようになる

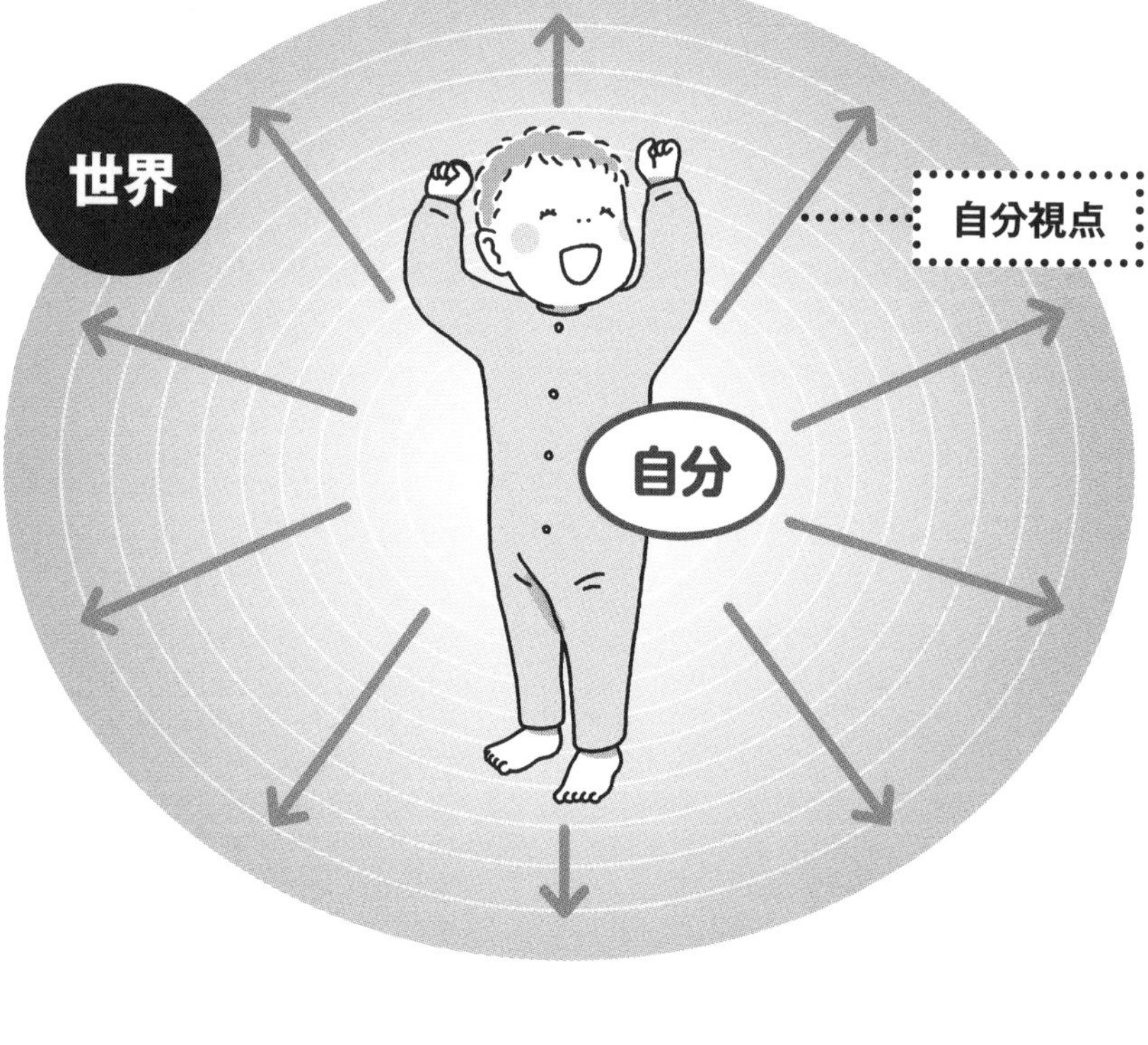

4〜7歳ごろまで

直観的思考段階

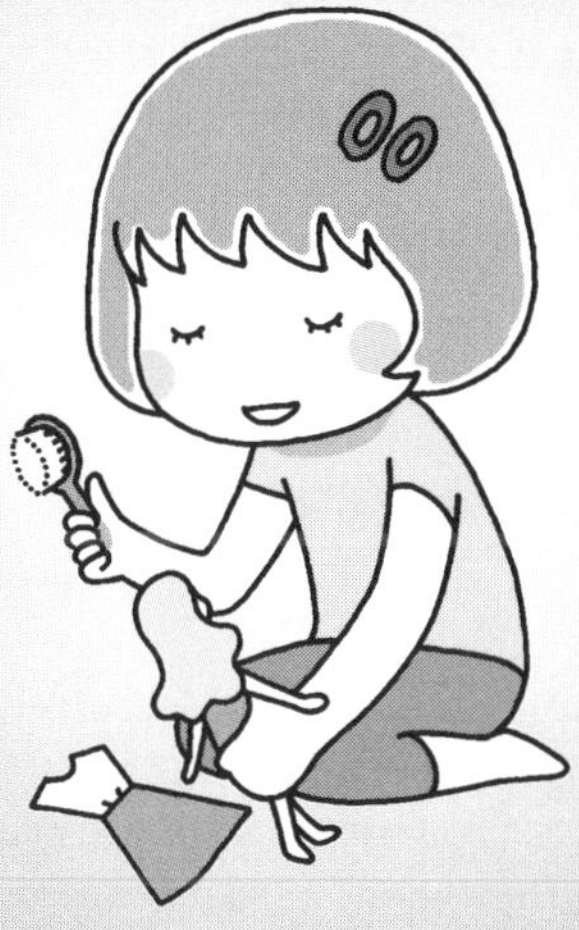

引き続き「自己中心性」が強い

前概念的思考段階に引き続き、「自己中心性」が強い。脱中心化が進むのは、7歳以降

概念化が進む

ものごとを分類したり、関連づけたりしながら考えることができるようになる。論理的に考えることはまだ難しい

アニミズム思考が芽生えている

アニミズムとは生物でないものにも心や生命があると考えること。人形やぬいぐるみをまるで生きているかのように扱ったり、一緒に遊んだりする。太陽や花の絵に目鼻をつけ、顔を描くのもその一つ

保存概念はまだ不十分

「保存概念」とは、対象の見た目や形が変化しても性質が変化しないこと。同量のジュースを「A：背の低いコップ」「B：Aより細くて背の高いコップ」に入れたとき、「Bのコップのジュースのほうが多い」と考えるなど、見た目に惑わされてしまうことが多い

ものごとのとらえ方も発達する

「前概念的思考段階」では、まだ自分とは違う他者の視点で考えたり、話したりすることはうまくできません。相手にも自分と同じものが見えて、同じように考えているものだと思いこんで考える自己中心性が強く見られます。

「直観的思考段階」になると自己中心性は引き続き強いものの、ものごとの分類や関連づけができるようになります。

とはいえ、まだ論理的に考えるのは難しく、直観的に考えます。見た目などの影響を受けて判断を誤りがちです。論理的に理解できるのは、もう少し先になります。

ウソ

三歳ごろ〜

子どものウソは意図的とは限らない

言葉が達者になってくると、子どもはときに思いもよらぬウソをつきます。意図せずに口からでた言葉が大人からするとウソに思えることがあります。

ウソをつこうと思っているわけではない

子どもが三歳ごろになっておしゃべりができるようになると、ウソをつくことが見られるようになります。

ただ、この場合、人をだまそうと思ってウソをつくことはそれほど多くありません。ほとんどの場合は、発達が未熟ゆえに、口からでた言葉が結果的にウソになってしまうのです。

そもそもウソをつくには、相手の考えを想像する能力や相手の気持ちを自分の意図するほうへ向けさせる能力が必要なため、二〜三歳ぐらいの子にはまだ難しいといえます。まずはそのことを心にとめておきましょう。

ウソにもいろいろな種類がある

子どものウソの原因はさまざまです。意図せずウソになっていることがよくあります。

記憶力が未発達なことが原因

一度に記憶できる容量が少なく、事実をきちんと覚えていられない。そのせいでウソになってしまう

願望がつい口からでてしまった

願望がそのまま口からでることがある。「飛行機に乗りたい」→「飛行機に乗った」というように言ってしまう

叱られたくなくてとっさにウソをつく

自分の身を守るため、つい「ぼくじゃないよ」などとウソをつく。子どもなら誰にも見られる言動

注意を引きたくてついてしまうウソ

心配してほしい、注目してほしいために「おなかが痛い」などのウソをつく。大人の愛情や助けを欲しているときに見られることが多く、要注意のサイン

ときにはかけ合いを楽しんで

自分や他人を傷つける悪意のあるウソは注意すべきですが、子どものウソの多くは他愛のないものです。ときにはウソにのってかけあいを楽しみ、コミュニケーションをとるのもよいでしょう。

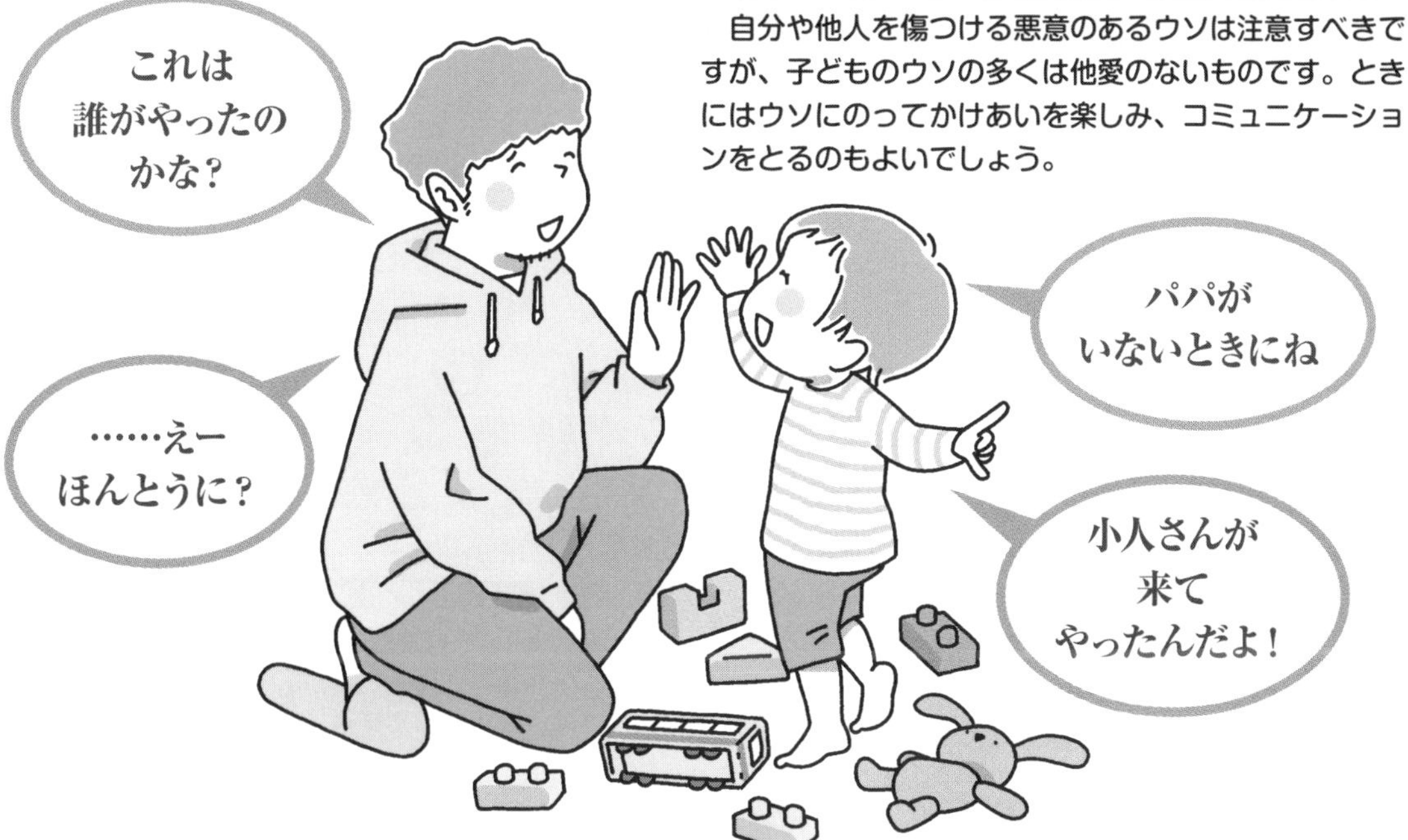
これは誰がやったのかな？
小人さんが来てやったんだよ！
……えーほんとうに？
パパがいないときにね

発達とともに、すぐにばれてしまう安易なウソではなく、巧みなウソをつくようになる

2歳でもウソ泣きをする?

2歳くらいの子でもウソ泣きすることはあります。泣くことで自分の要求がとおりやすいとわかってくるからです。理解力が育っている証拠です。

ウソはだんだん巧みになっていく

ウソを上手につくには、相手がこう考えるだろうといった他者の考えを推測する力、「こころの理論（↓P73）」を獲得する必要があります。

この力は五歳ごろになると身につき、一〇歳ごろにさらに顕著に発達します。それにともないウソも巧みになっていきます。

子どもがウソをついたときは、むやみに叱責せず、なぜウソをついてしまったのか、その背景を理解することからはじめ、対応を考えましょう。なお、成長するとウソをつくこと自体が減っていきます。というのも、ウソをつくとこころが落ち着かず、居心地が悪いことに自分でも気づくからです。

自己抑制

三歳ごろ〜

がまんのこころはゆっくり育つ

まずは自己主張のほうが強く現れます。他者とかかわるなかで、思うようにならないこともあると知り、しだいにがまんすることを覚えてきます。

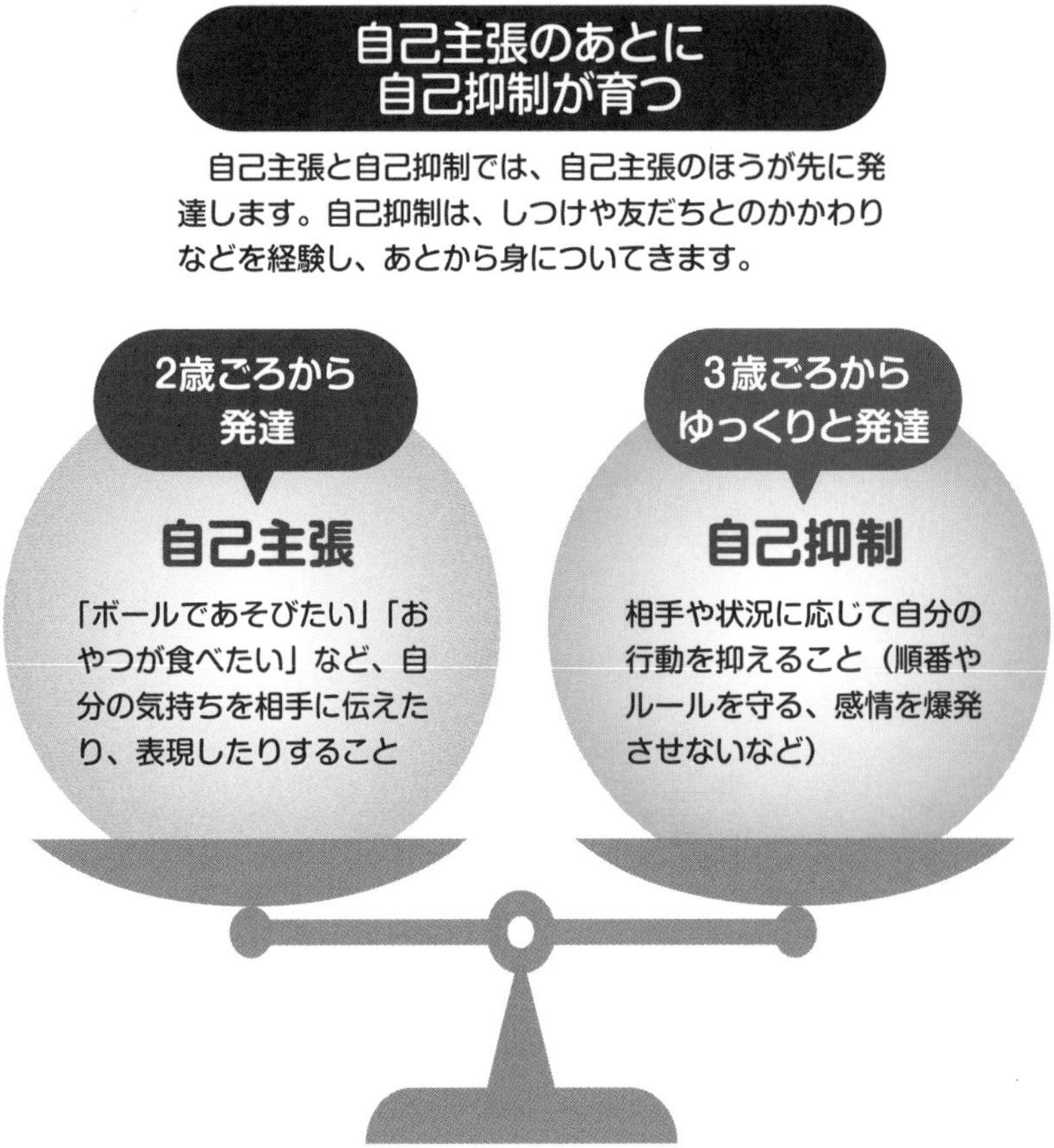

自己主張のあとに
自己抑制が育つ
自己主張と自己抑制では、自己主張のほうが先に発達します。自己抑制は、しつけや友だちとのかかわりなどを経験し、あとから身についてきます。
2歳ごろから
発達
自己主張
「ボールであそびたい」「おやつが食べたい」など、自分の気持ちを相手に伝えたり、表現したりすること
3歳ごろから
ゆっくりと発達
自己抑制
相手や状況に応じて自分の行動を抑えること（順番やルールを守る、感情を爆発させないなど）

自己主張のあとに自己抑制も発達してくる

子どもは自己主張の力を先に発達させます。自己主張が強く現れる時期（→P52）を経て、言葉で自分の気持ちを説明できるようになるにつれ、相手や状況に応じて、自己抑制をする＝がまんすることが徐々にできるようになってきます。

自己主張しても自分の要求が必ずしも全部かなうわけではないこと、人には人の気持ちがあること、世の中にはルールがあることに気づきはじめるからです。

自己抑制は三〜六歳ごろに顕著に発達します。特に保育園や幼稚園など、多くの子どもと一緒にすごすことで、子どもはがまんやルールを学んでいきます。

自分が大切にされていると、感じられる

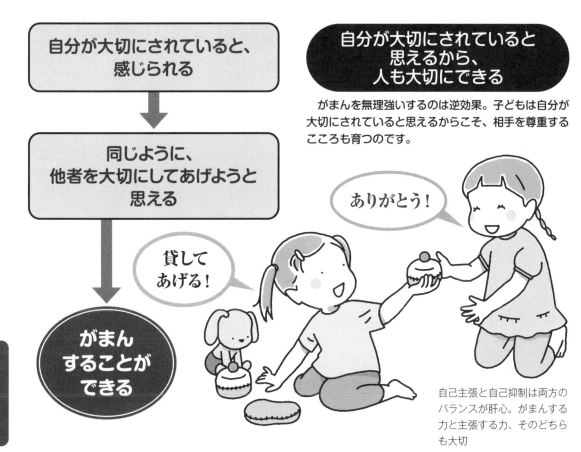

↓

同じように、他者を大切にしてあげようと思える

↓

がまんすることができる

自分が大切にされていると思えるから、人も大切にできる

がまんを無理強いするのは逆効果。子どもは自分が大切にされていると思えるからこそ、相手を尊重するこころも育つのです。

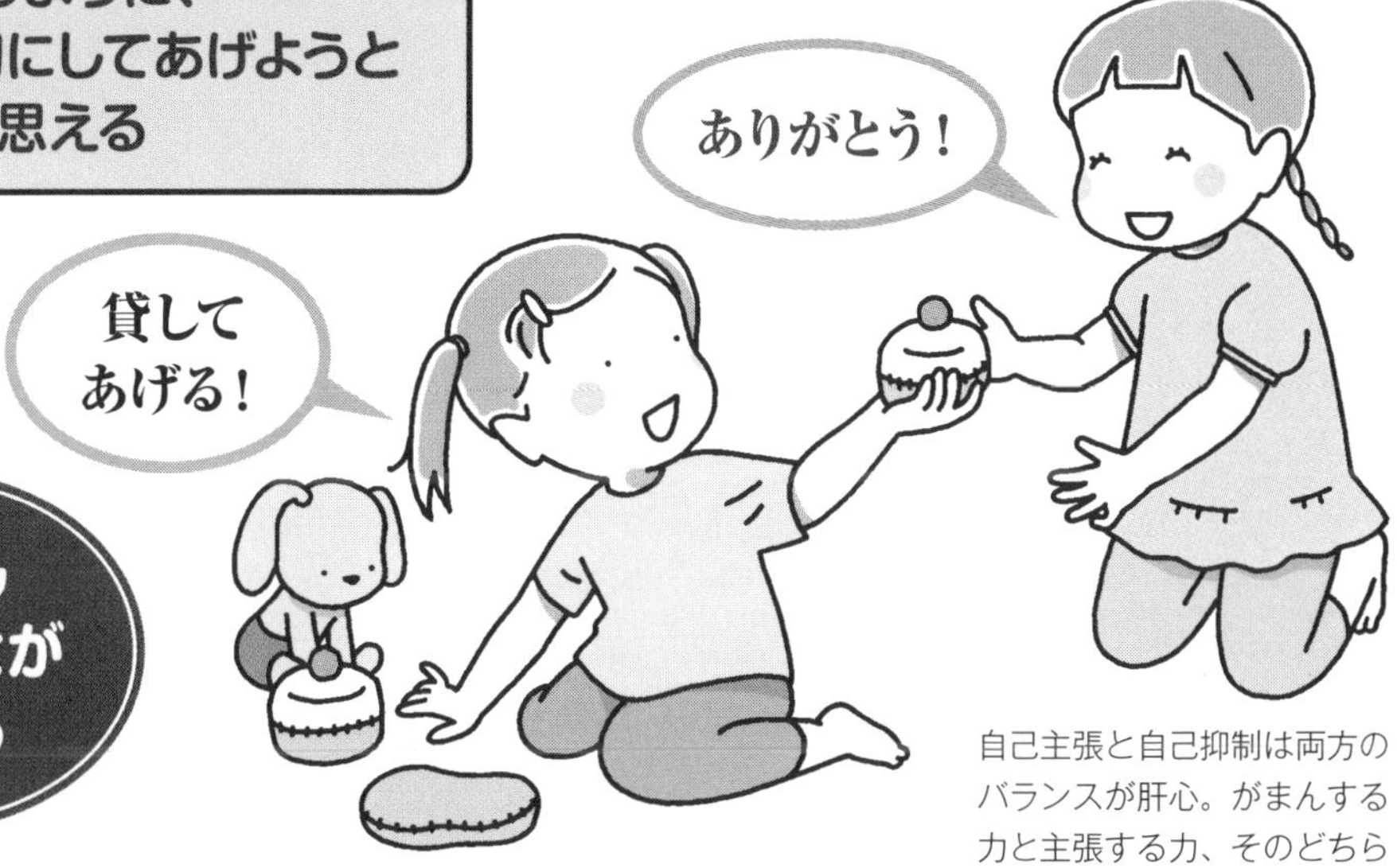

自己主張と自己抑制は両方のバランスが肝心。がまんする力と主張する力、そのどちらも大切

まずは子どもの主張に耳を傾けて

友だちに遊具の順番をゆずる、言いつけやルールを守るなどして、自分の感情を無理に押し通すことが減ってきます。こうした自己抑制ができるようになるのは成長のあかしです。しかし、無理やりがまんを強《し》いることは逆効果になる場合もあります。自己主張をはねのけ、いつも高圧的に接していると、子どもは言うことを聞かなくなったり、自分の気持ちを表そうとしなくなったりします。

要求がとおらなかったとしても、自分の主張に耳を傾けてもらうことで、子どもは「自分の思いをわかってもらえた」という安心感をもつことができます。自分の思いを大事にしてもらった、という実感は「他者の思いを大事にしよう」という気持ちにつながります。

自己主張と自己抑制の両方をバランスよく育むことで、子どもは自分の行動の舵《かじ》取りを柔軟にできるようになっていきます。

こころの理論

四～五歳ごろ

他者の考えを理解できるようになる

相手には相手の考えがあると気づき、そこから相手の考えを理解しようとする力が身につくのは、だいたい四歳以降になってからといわれています。

サリーのビー玉はどこにある？

他者の考えを理解できるかを調べるテストでよく用いられているのが、下図の「サリー・アン課題」です。実験の結果から、相手の考えを想像できるのは４歳以降が多いことがわかります。

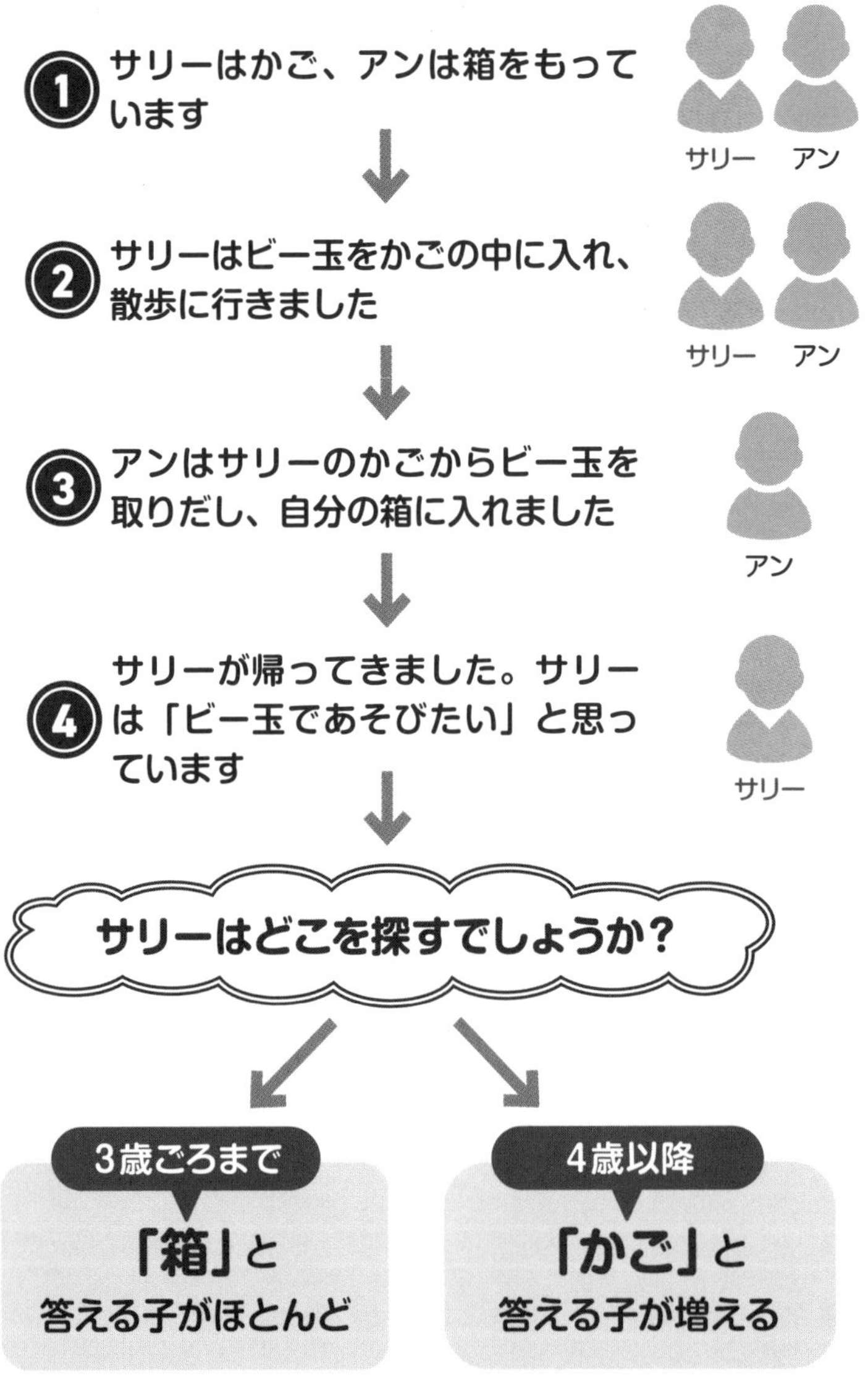

1 サリーはかご、アンは箱をもっています
サリー
アン
2 サリーはビー玉をかごの中に入れ、散歩に行きました
サリー
アン
3 アンはサリーのかごからビー玉を取りだし、自分の箱に入れました
アン
4 サリーが帰ってきました。サリーは「ビー玉であそびたい」と思っています
サリー
サリーはどこを探すでしょうか？
3歳ごろまで
「箱」と答える子がほとんど
4歳以降
「かご」と答える子が増える

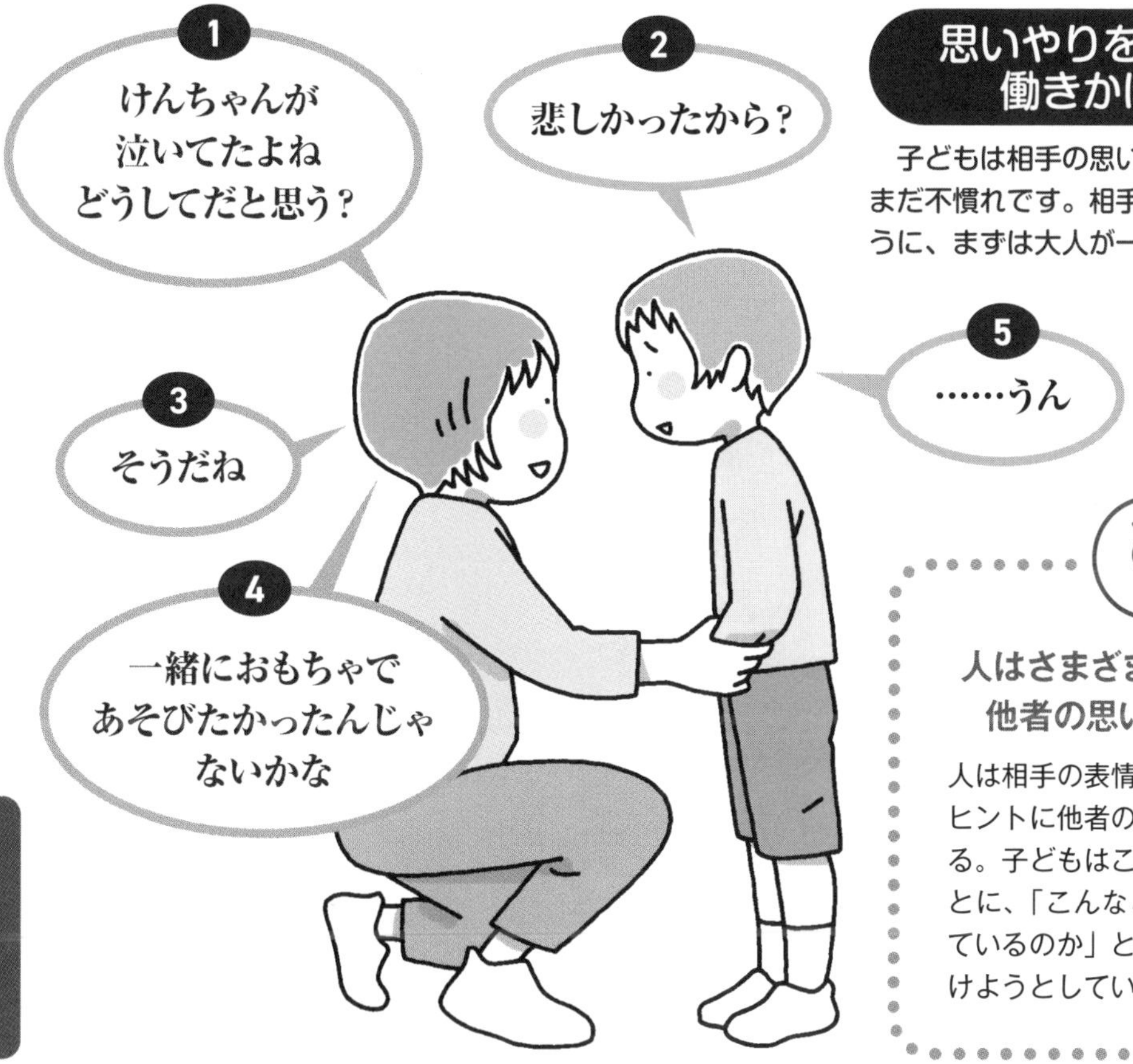

1
けんちゃんが
泣いてたよね
どうしてだと思う？
2
悲しかったから？
3
そうだね
4
一緒におもちゃで
あそびたかったんじゃ
ないかな
5
……うん

思いやりを育てるには働きかけが必要

子どもは相手の思いを考えるということにまだ不慣れです。相手の思いを考えられるように、まずは大人が一緒に考えましょう。

人はさまざまなヒントから他者の思いを推測する

人は相手の表情やしぐさ、行動をヒントに他者の思いを推測している。子どもはこうしたヒントをもとに、「こんなときは、どう思っているのか」といった法則を見つけようとしているところ

四歳以降からこころの理論を獲得する

69ページで子どもが巧みにウソをつけるようになるには、「こころの理論」の獲得が必要だと述べました。こころの理論とは、相手には相手の考えがあると気づき、相手がどんなことを考えるのか推測できるようになることをいいます。

「サリー・アン課題」でも、「こころの理論」を獲得していれば、サリーは「かごの中を探す」という正解にたどり着きます。しかし、「こころの理論」を獲得していないと、サリーは「箱の中を探す」という答えになります。サリーが散歩に行ったあと、アンがビー玉をかごから箱に移したことを自分たちは知っているけれど、サリーは知らないことを理解できていないからです。

「こころの理論」を獲得するのはだいたい四〜五歳ごろからです。こうした他者の思いや考えを読みとるには、周囲の大人からのはたらきかけも大切になります。

学び

四歳ごろ～

他者からよりよいヒントを得る

子どもが大人のまねをしているときは単にあそんでいるように見えますが、じつはいろいろなことを学んでいるところなのです。観察し、上手にできるようにあれこれ工夫しています。

ただのまねではなく、自分なりに考えるように

積み木やテレビのリモコンをスマホに見立て、大人のまねをしておしゃべりしている子どもの姿を見たことがある人も多いでしょう。こんなふうに子どもは周囲の人がやっていることをよくまねします。

初めは楽しいからやっているのですが、四歳ごろになると単にまねるだけでなく、目的をもって相手の様子をよく観察するようにもなります。例えば、積み木あそびで自分より年上の子が上手に積み上げるのを見ると、同じように積み上げようとします。

どうすれば上手にできるのか、自分なりに考えて工夫するようになるのです。

見たままを「まねる」から見て「学ぶ」ようになる

赤ちゃんのときは身近な人の表情やしぐさ、動作を見たまままねて、それがどんな意味をもつのかを知っていきます。成長すると、目的をもって観察し、まねから学ぶようになります。

まね

相手と同じことをしようとするだけ。その目的や意図はピンときてはいない。まねからヒントを得て、自分なりに工夫することはしない

→

学び

まねることから発展させ、目的をもって創意工夫をする。他者をヒントにして、自分とどこが違うのか、どうすればうまくできるのか考える

子どもたちは試行錯誤する

子どもはいつも同じことをくり返すだけでなく、試行錯誤して自分の行動をアップデートしています。別の方法を試して、失敗したり成功したりしながら、自分なりの方法を身につけていくのです。

そうだ！あの人はどうやっていたのかな？

「やってみたい！」と思ったことに対して、自分より上手にできる人がやっているところをよく観察する。自分も上達したいという前向きな行動の現れ

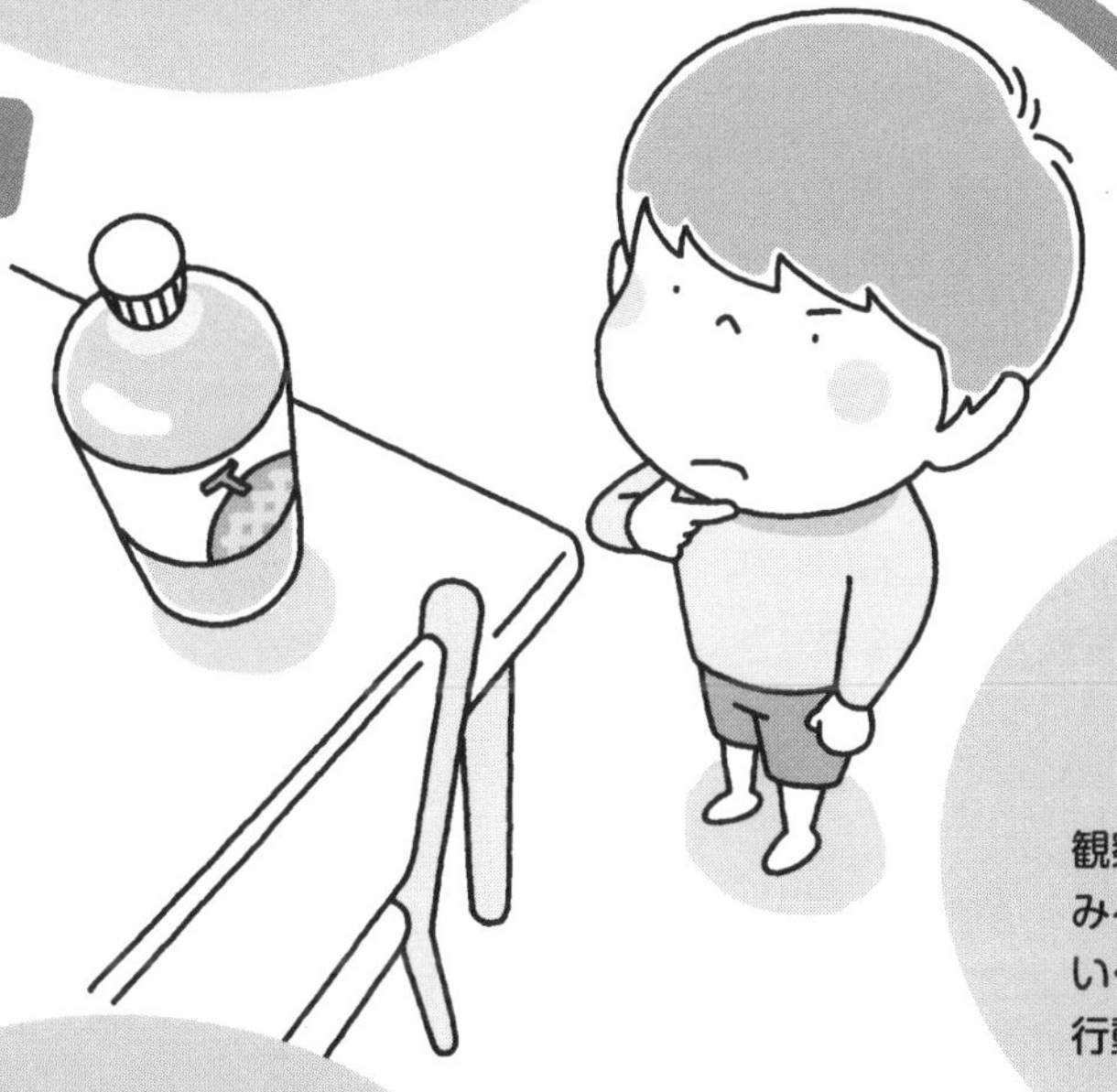

こうしてみたらうまくいくかな？

観察したことをもとに実行してみる。また、こうすればうまくいくかもしれないと、予測して行動するようになる

うまくいかない……どうしたらいいのかな

まねをしてもうまくいかないとき、自分なりに工夫してあれこれ試してみる。それでもうまくいかないときは、さらに周囲を観察して、次の方法を探してみる

子どもの観察力や行動力はあなどれない。予想外にやり遂げることがある。やる前から「無理だよ」と否定せず、危険がないかぎりは子どものチャレンジを見守ってみよう

記憶

四歳ごろ〜

昨日、今日、明日がつながる

小さな子どもは時間の感覚があいまいです。ずっと前のことでも「さっき」となることも。昨日、今日、明日のつながりを意識できるのは、だいたい四歳ごろからです。

できごとのつながりがわかるのは四〜五歳

時系列を理解し、ものごとを記憶できるようになるには時間がかかります。過去、現在、未来という時間の流れに関する理解は、ゆっくりと発達していくものです。

例えば、子どもは直近の過去のできごと（「昨日、パパと公園に行ったね」など）について、二歳ごろから話すようになります。

しかし前のできごとをふりかえって「反省する」というのは高度なことで、できるようになるのは四〜五歳くらいからです。未来を想像することができるのも同じころです。年上の子に憧れて、「自分もああなりたい」と思えるようになります。

長期記憶の主な種類

長期記憶とは、長期にわたり記憶されるように処理されたものを指します。主なものとして、以下の3つが挙げられます。

乳幼児から発達

手続き記憶

主に身体的に覚える記憶のこと。運動や泳ぎ方、自転車の乗り方、ピアノなどの楽器演奏などは手続き記憶によりできるもの

言葉の発達にともなう

意味記憶

主に言葉・言語で覚えるもの。「1週間は7日間ある」「オリンピックは4年おき」といった、知識や事実に基づいた記憶

だいたい4歳ごろに発達

エピソード記憶

「北海道に行った」「○○ちゃんに久しぶりに会った」など、特定のできごとについての記憶。エピソード記憶のなかでも特に印象が強く、後々まで残るものを「自伝的記憶」という

記憶が点から線になる

4歳ごろには時間のつながりがわかってきて、点で存在したできごとが線で結ばれます。さらに、そのつながりで未来のことを考えられるようになります。

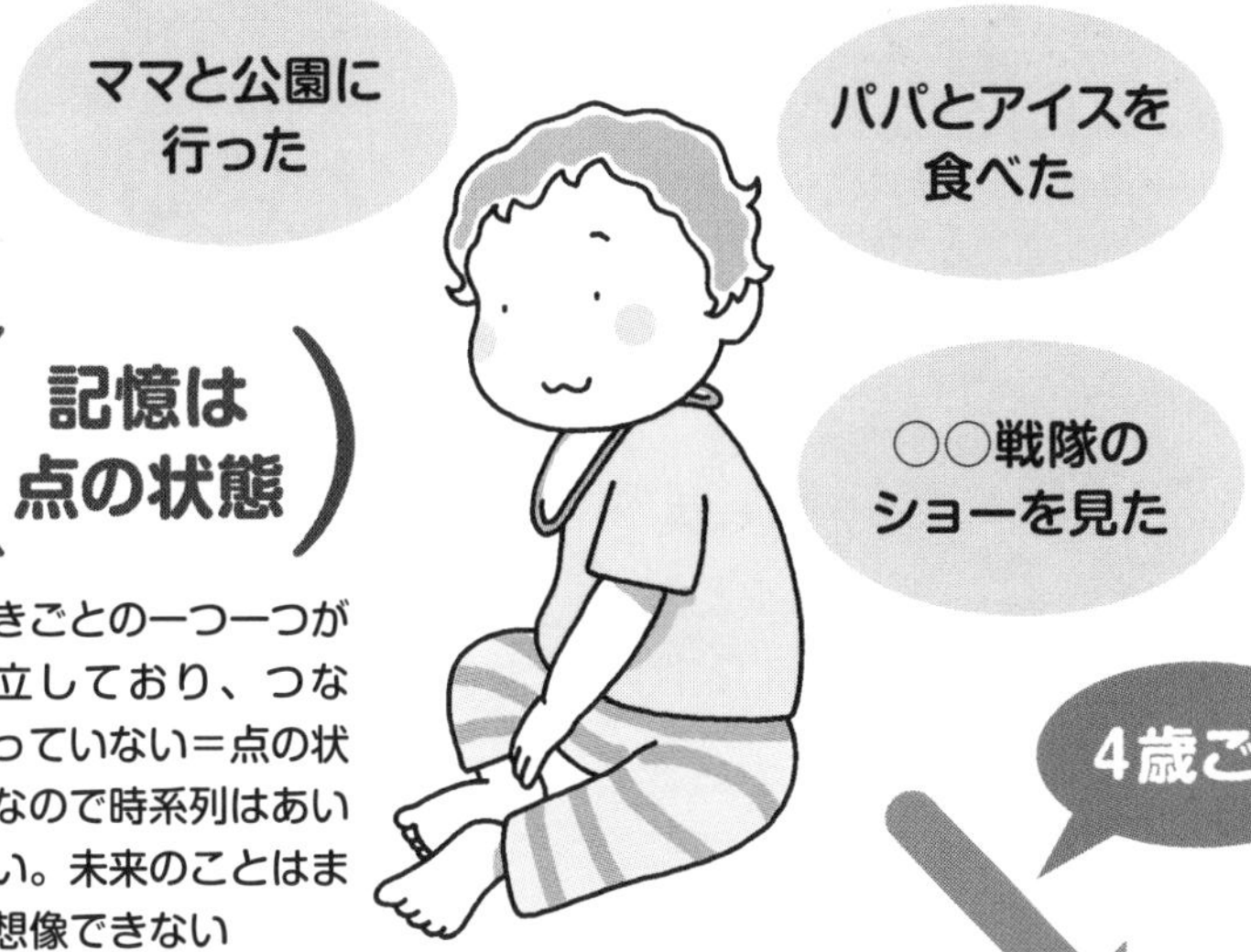

ママと公園に行った
パパとアイスを食べた
○○戦隊のショーを見た

（記憶は点の状態）

できごとの一つ一つが独立しており、つながっていない＝点の状態なので時系列はあいまい。未来のことはまだ想像できない

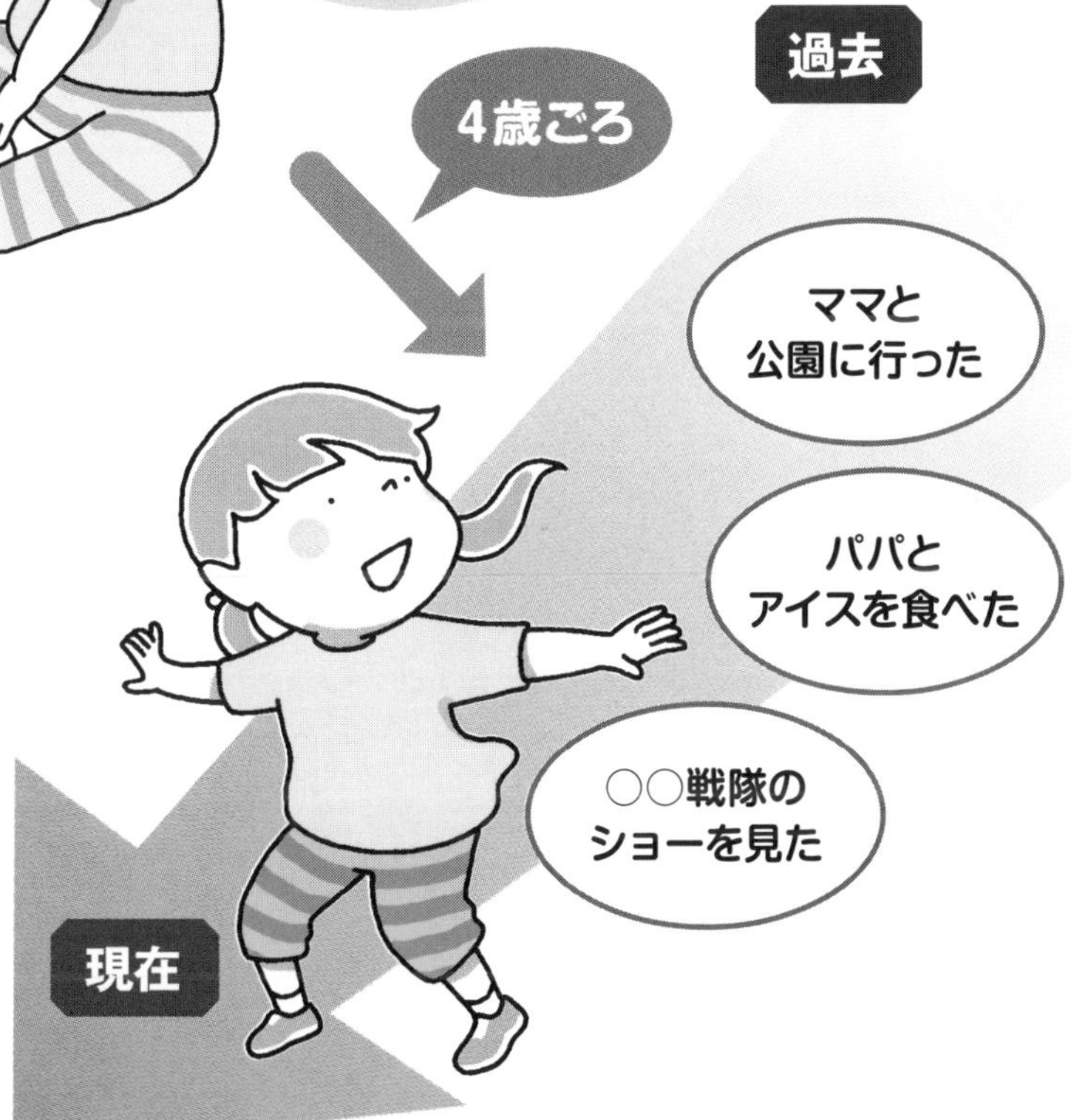

過去
4歳ごろ
ママと公園に行った
パパとアイスを食べた
○○戦隊のショーを見た
現在

（記憶が線になる）

個人差があるが、4歳ごろから時系列の感覚ができる。記憶が少しずつ線でつながっていく。特に過去のできごとは覚えていられるようになる

未来
大きくなったらおいしゃさんになりたい

記憶がつながって線になると、未来のことも想像できるようになる。先の予定を立てたり、目標を立てたりすることもできるようになる

しつけ

大切なのは理由を含めて「教える」こと

生きていくうえで大切な決まりごとやルールを子どもが理解できるようになるためには、したほうがいいことや、なぜやってはいけないのか理由を教えることが有効です。

「言わなくてもわかる」は通用しない

子どもは単に「ダメ」とだけ言われても、その理由がわかりません。ダメな理由をわかりやすく伝えると同時に、「どうするとよいのか」を伝えましょう。言葉だけでなく、表情や雰囲気がともなうことで、子どもに伝わりやすくなります。また、タイミングも大切です。時間が経ってから注意されても、子どもは覚えていないことがあります。

厳しく叱ったほうが打たれ強くなると考える人もいますが、それはありません。恐怖心や不安を引き起こすほどの厳しい叱り方は、子どもが自分で行動のよしあしを考えることのさまたげになります。

ダメな理由を含めて教えないとルールを身につけるのは難しい

しつけとは社会の中で自分も他者も大切にしながら生きていけるように、ルールやマナーを教えることです。ただ怒ったり、拒絶したりする叱り方は学びにはつながりません。

○ どうしてダメなのか説明して教える → 自分でも考えて行動できるようになる

× 「ダメ！」や「そんな子嫌い！」ときつく叱る → 人の顔色をうかがって行動するようになる

プラス　根底には信頼関係が必要

信頼関係があるからこそ、子どもは養育者の話すことに耳を傾ける。子どもが愛され、守られていると実感できる関係にあることが大切

望ましい行動を
してほしいときには

困った行動をとるときはどんな行動をとってほしいのか、周りが見本となり、具体的に示すと、伝わりやすくなります。一度言ったからできると思わず、くり返し伝えるのがコツです。

「○○はダメ」➡「△△しようね」としてほしいことを伝える

「走ったらダメ！」「静かにしなさい！」と伝えるだけでなく、「ゆっくり歩こうね」とか「こそこそ声でおしゃべりしようね」などと伝え方を工夫すると、子どももしたがいやすくなる

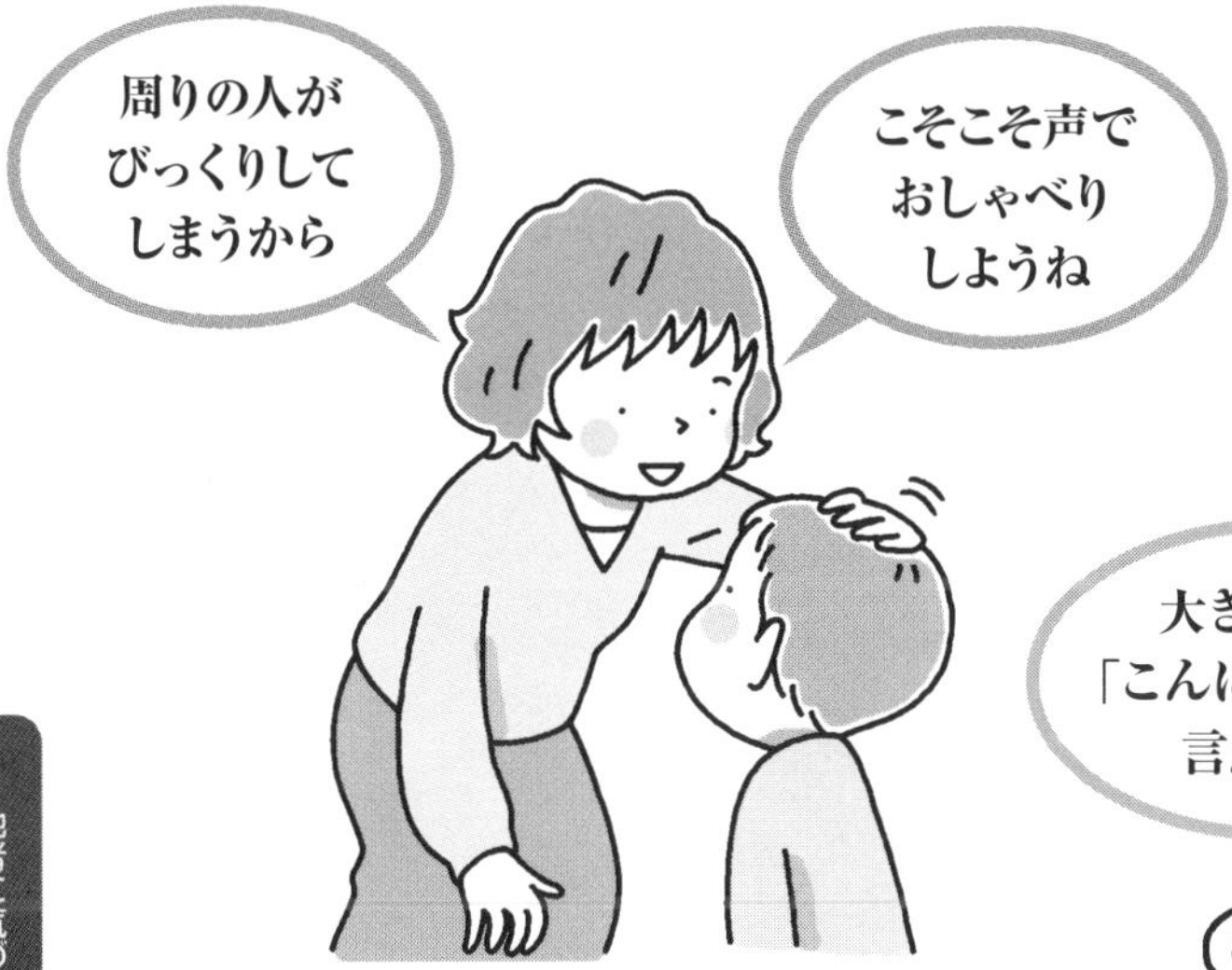

周りの人がびっくりしてしまうから
こそこそ声でおしゃべりしようね

養育者自身が日ごろから手本となる行動をする

子どもにしてほしいと考えていることを周囲の大人が率先してやって見せる。人へのあいさつ、モノをていねいに扱う様子などを観察し、子どもは自然とまねるようになる

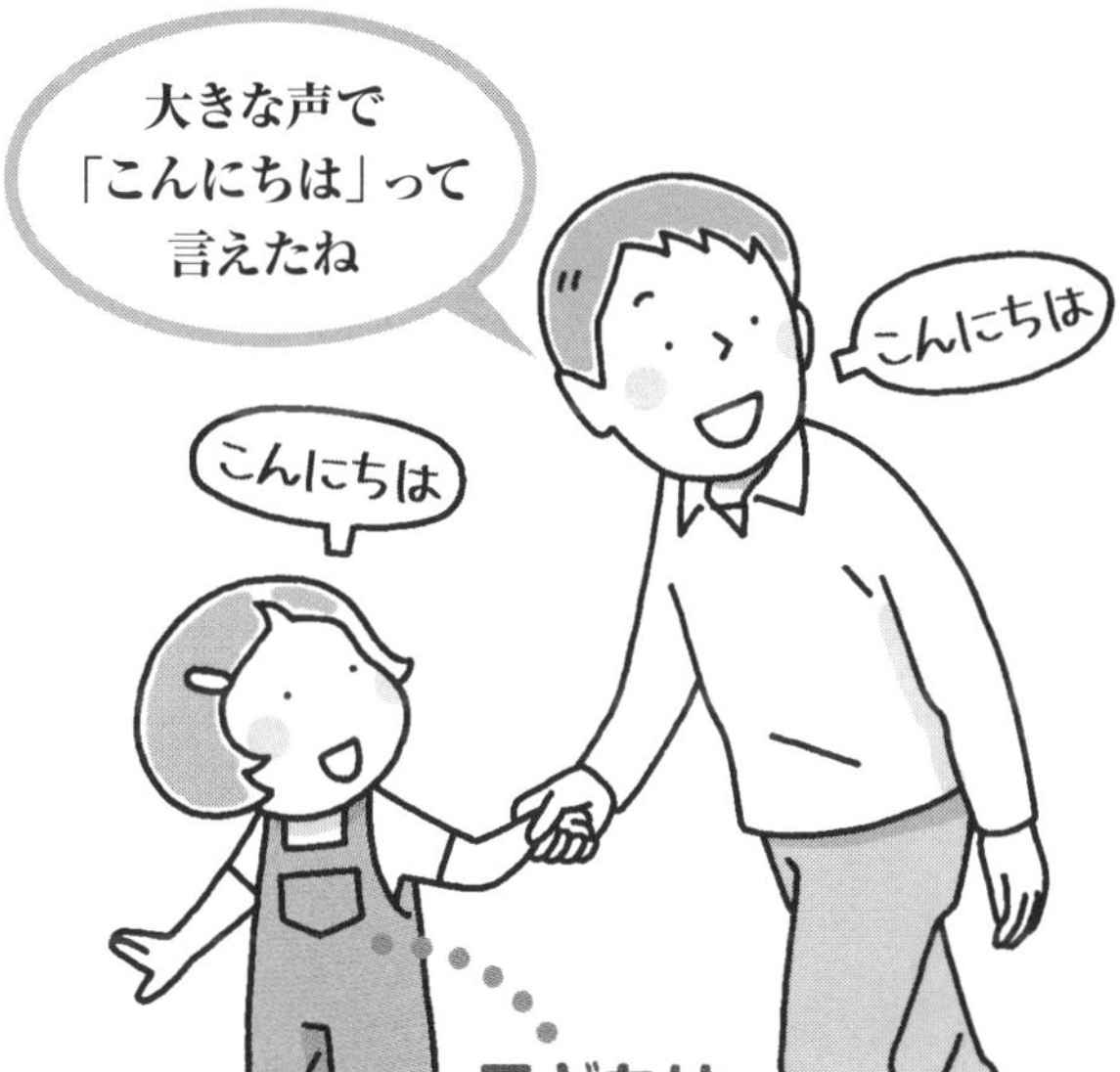

大きな声で「こんにちは」って言えたね
こんにちは
こんにちは

子どもはほめられたことをくり返す

ほめられる経験は子どもにとってうれしいこと。また次もそうしようと自然に思えるようになる。大人から見るとささいなことでも「今、できていること」を大人が言葉にするだけで、子どもは自分の行動に自信をもてる

意図をくんで善悪を判断できるのは10歳以降

うっかりお皿を５枚割った場合と、ふざけてお皿を１枚割った場合、子どもはどちらが悪いと考えるでしょうか。この場合、幼児は結果だけで判断し、前者のほうが悪いと答えます。しかし、10歳以降になると意図をくみ、ふざけた後者のほうが悪いと判断できるようになります。

COLUMN

子どもは小さな失敗から多くを学んでいく

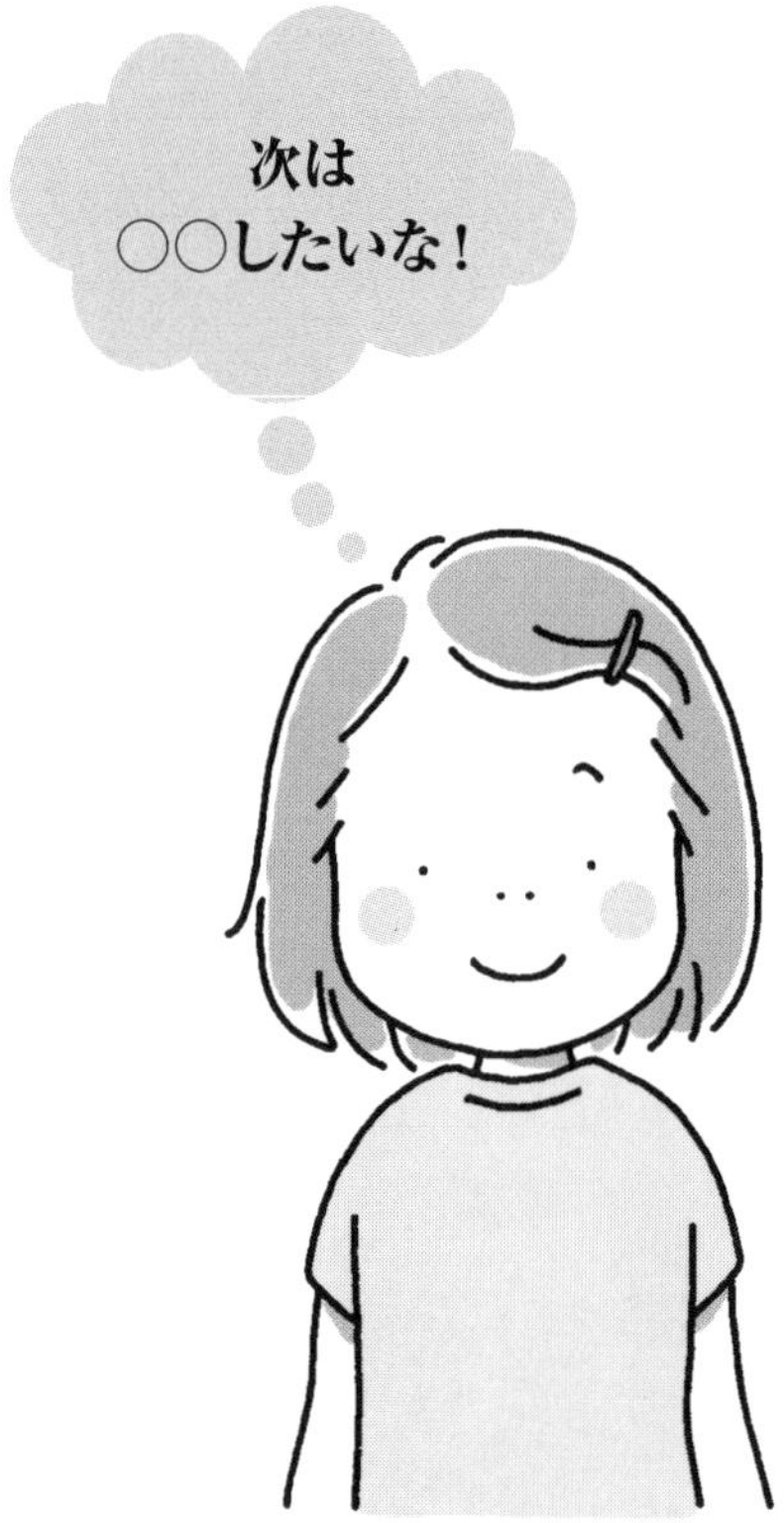

やりたいことに挑戦するのは、自立心を育むことにつながる。危ないことがないか見守りつつ、応援してみよう

心配になるのは自然なこと。「ほどよい」見守りと手助けを

「過干渉」や「過保護」という言葉があります。子どもがきちんとできなかったらどうしよう、失敗したらどうしよう、という心配から、大人はつい先回りして、手だし、口だしをしたくなるものです。では、もし大人が先回りを控えたら、どうなるでしょう。

子どもは失敗するかもしれません。自分から動かないこともあるかもしれません。しかし、子どもは小さな失敗を経験することで、多くのことを学びます。失敗したときに子どもが必要とするのは、次にどうすればよいのかを考えるための少しのヒントと手助け、そして、考えるための時間です。

「失敗しても大丈夫」、そう思えるこころの余裕が、子どもの自立心を育みます。

「できない」のは取り組むにはまだ早いせいかも

子どもは本来、自分でやりたいことを見つけ、考え、行動する力をもっています。大人がヒントをだしたり手助けをしたりしても、子どもがやろうとしなかったりできなかったりした場合、それは取り組むにはまだ早いことなのかもしれません。

子どもの様子を見ながら、チャレンジする内容や手助けの程度を微調整していきましょう。

5

社会への一歩を踏みだす

人とかかわることで、社会性が発達していきます。自然にお兄さん・お姉さんらしいふるまいをするようになったり、あそびやけんかを通して、人とのつきあい方も学んでいきます。

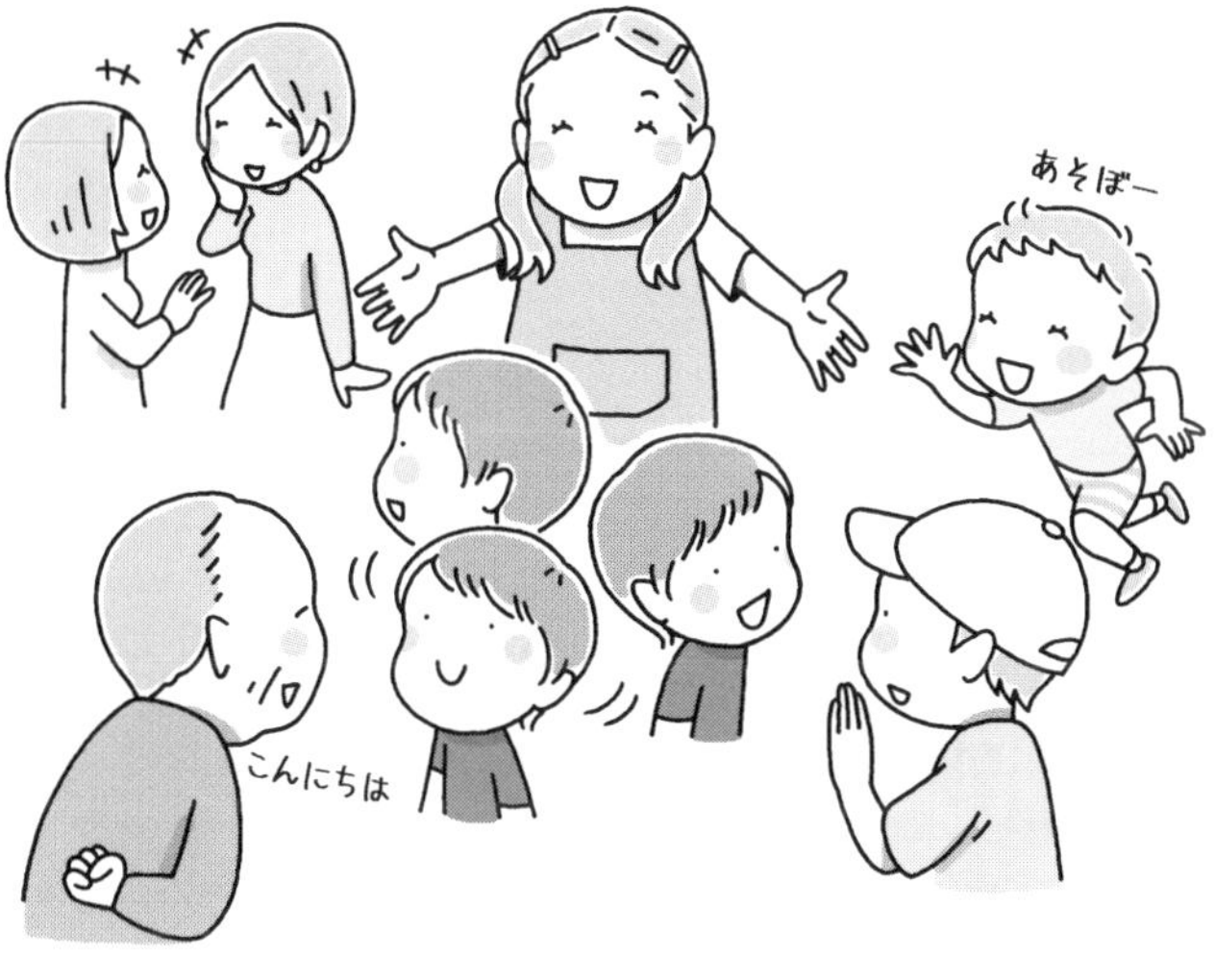

社会とのかかわり

出会いが社会性を育てていく

人間として成長するには、人とのかかわりが大きく影響します。外の世界でさまざまな人と触れあうことは、学びに満ちあふれています。

いちばん身近な人間関係

人間関係には、たての関係、よこの関係、ななめの関係の3つがあります。下記はいちばん身近なものです。いろいろな人と出会うことで、人間関係は枝葉のようにさらに広がっていきます。

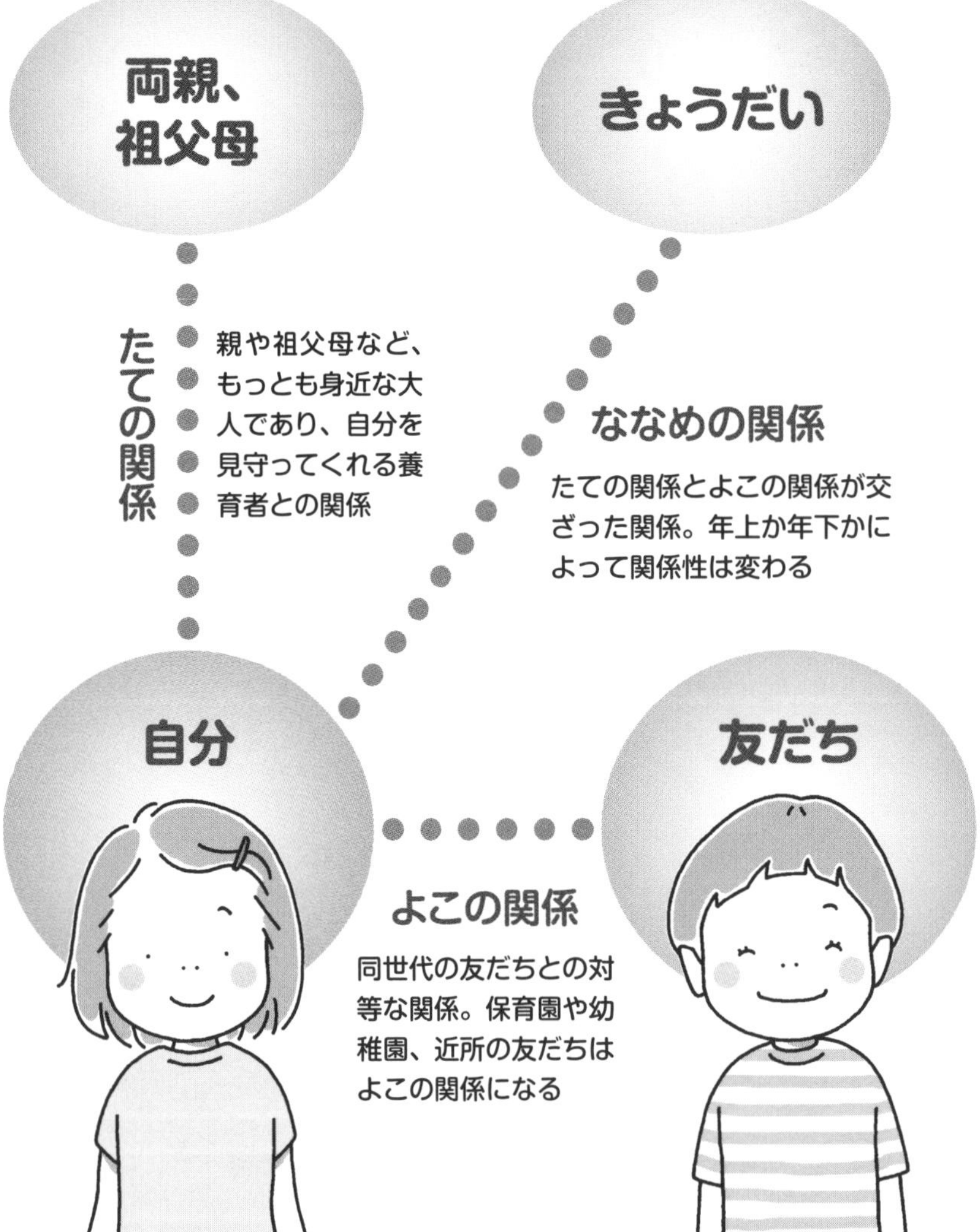

両親、祖父母
きょうだい
たての関係
親や祖父母など、もっとも身近な大人であり、自分を見守ってくれる養育者との関係
ななめの関係
たての関係とよこの関係が交ざった関係。年上か年下かによって関係性は変わる
自分
友だち
よこの関係
同世代の友だちとの対等な関係。保育園や幼稚園、近所の友だちはよこの関係になる

新たな出会いが刺激となる

家族以外の人と新たに出会うことによってさまざまな関係性が増え、そこからたくさんの刺激を受けるようになります。

大人同士のやりとりを見る

大人同士のあいさつやおしゃべりなどを見聞きしていくなかで、やりとりの仕方を学ぶ

養育者以外の「先生」に会う

保育園・幼稚園の「先生」は、養育者以外で初めてできるたての関係。養育者とは違った視点の社会の先生となる

友だちができる

保育園・幼稚園は自分と同年代の子どもと友だちになるチャンスにあふれている

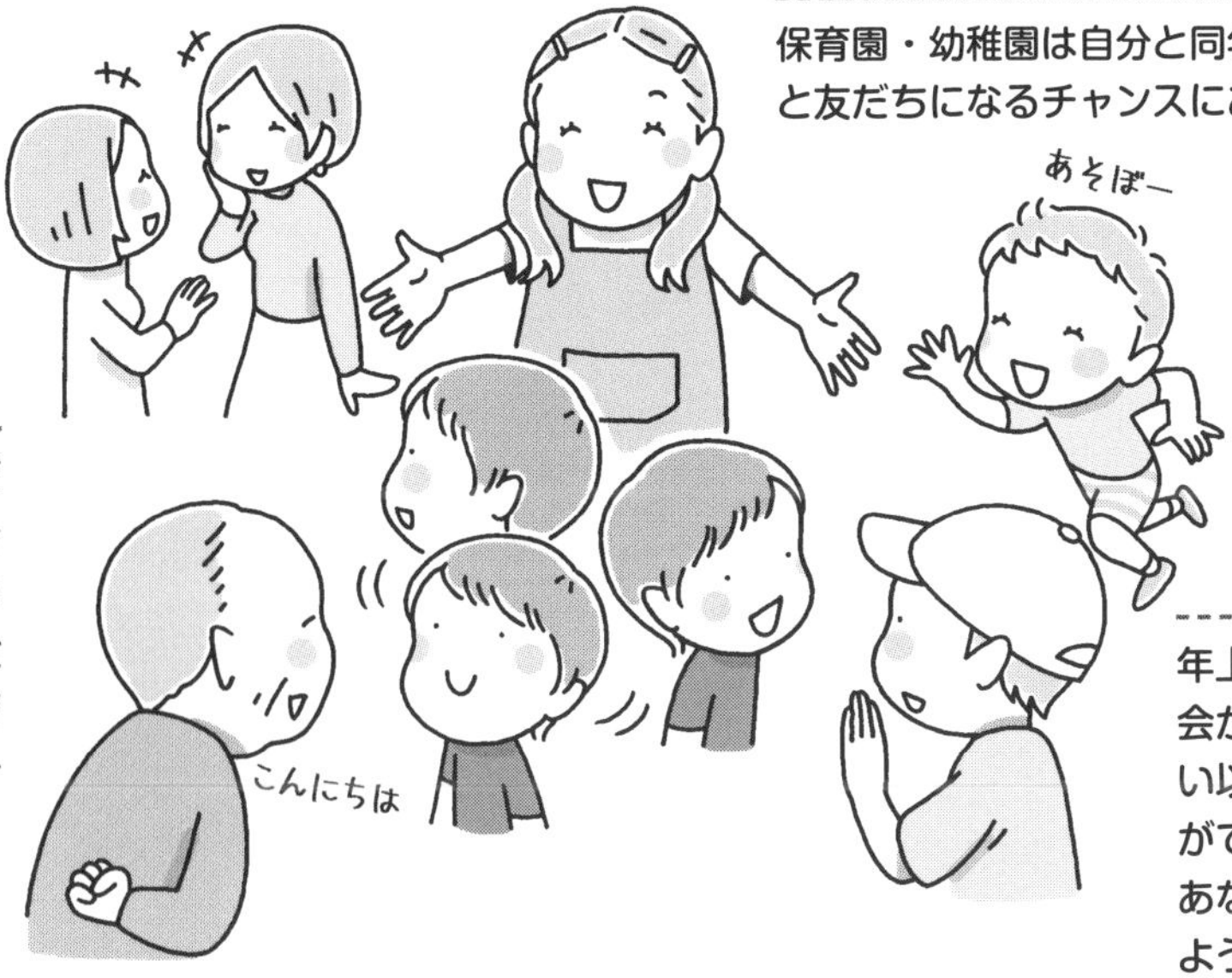

家族以外の人と話してみる

近所の大人や友だちの家族など、そこまで親しくはない、距離のある大人と接することで礼儀や社会のルールを学んでいく

お兄さん・お姉さんに憧れる

年上の子と触れあう機会があると、きょうだい以外のななめの関係ができる。自分も「ああなりたい」と憧れるようになる

出会いのなかでいろいろなことを吸収する

保育園や幼稚園などに通う年齢になると、家族以外の人たちとかかわることも増えてきます。

たての関係では親や祖父母といった養育者がメインでしたが、そこに園の先生や保育士が加わったり、よこの関係として友だちができたりします。自分より年上・年下の友だちもできるとななめの関係も増えます。特にひとりっ子の場合は自分よりも年上のお兄さんやお姉さんとのななめの関係に大いに刺激を受けるものです。

ときには友だちとけんかしたり、自分の思いどおりにいかなかったりする経験もしますが、それもコミュニケーション能力や感情のコントロールを身につけるうえで大切な糧《かて》になります。

たくさんの人に出会い、触れあうことで子どもは世の中にはさまざまな人がいて、自分とは違う感じ方や考え方があることを学んでいきます。

きょうだい

きょうだいの誕生は世界を変える

これまではママやパパと自分一人だけの関係だったのに、下にきょうだいが誕生するとその関係が一変します。ゆっくりと新しい家族の形を整えていきましょう。

ライバルの登場にとまどう

きょうだいの誕生は小さな子どもにとって一大事。きょうだいをかわいく思う一方で、自分と親を取り巻く環境が大きく変化してしまうため、とまどうことが増えます。

上の子

自分中心の生活を下のきょうだいに奪われたと感じ、なかなかかまってもらえないストレスから赤ちゃん返りしたり、嫉妬して関心を引こうとしたりすることも

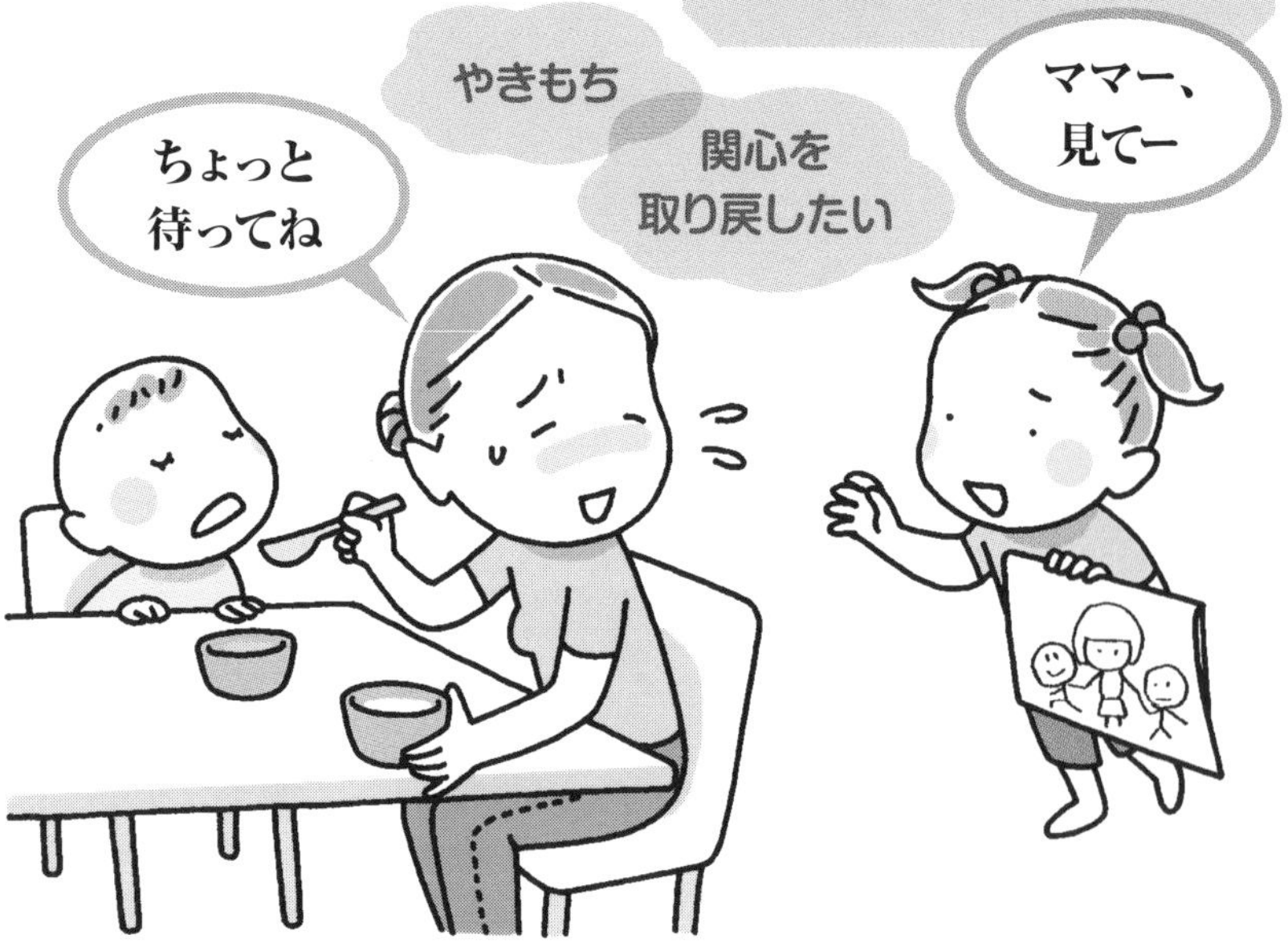

やきもち
関心を取り戻したい
ちょっと待ってね
ママー、見てー

親（養育者）

下の子のお世話にかかりっきりになりやすい。そのため、無意識に上の子のことを後回しにしてしまったり、目を配りにくくなったりすることがある

甘えたいからこそ怒られることをする

上の子は自分のほうに関心を向けてほしくてわざと怒られるようなことをすることがある。頻繁に怒られるようなことをするときは、自分を見てほしいと思っているサインだと思おう

子どもと向きあいながら新しい生活へ

焦らず、ゆっくりと、ほかの人たちの手も借りながら、家族が増えた新しい生活を整えていきましょう。

上の子と2人だけの時間をもつ

一日数分でもよいので、母親もしくは父親をひとりじめできる時間をつくってみる。難しい場合は、身近なほかの大人が穴埋めするのもよい手。例えば、両親に代わって祖父母が積極的にコミュニケーションをとるなど

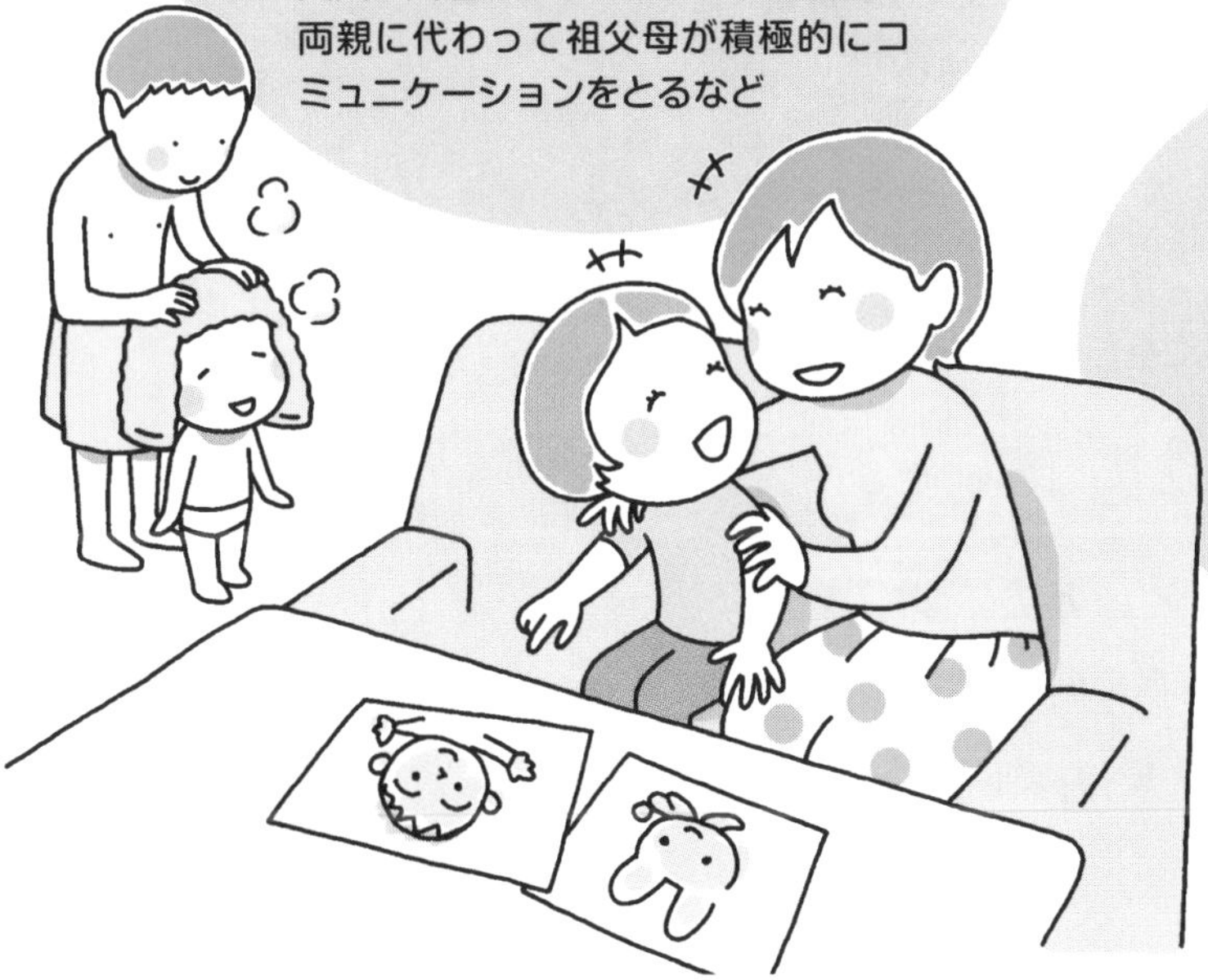

一緒に育てる新しい生活スタイルをつくる

きょうだいの年齢差にもよるが、下の子のお世話を一緒にしたり、あそびに交えたりしながら、家族が増えた新しい環境になじめるようにする

子どもの気質や年齢差によってもかかわり方は変わるもの。きょうだいは「こうあるべき！」とは決めつけない。子どもの様子を見ながら、きょうだいのかかわり方を探っていこう

上の子にとっては未知との出会い

きょうだいが誕生することは上の子にとっては、わくわくすることではありますが、初めての体験でもあります。最初のうちは、赤ちゃんをどう扱えばよいのかがわからず、乱暴に見えるかかわり方をすることもあります。また、親に関心を向けてもらいたくて下の子にいじわるしたり、突然赤ちゃん返りしたりすることもあります。

こうした行動は、上の子が生活に適応しようとがんばっていることの表れです。「○○ちゃんも、赤ちゃんのときはこんなふうに可愛がってもらったよ」「○○ちゃんが大好きよ」「お手伝いしてくれてありがとう」など、自分が大切にされていることを言葉と行動で伝えてもらうことで、上の子は安心感を得ることができます。

新しい生活をつくるのは、エネルギーがいることです。ママやパパだけでがんばるのではなく、いろいろな人の助けを借りましょう。

ひとりっ子

「ひとりっ子だから」と心配しないでいい

きょうだいのいる子と比べて、ひとりっ子であることに対し、心配される家庭も多いようです。しかし、そうした不安の多くは心配する必要のないものです。

「ひとりっ子だから、こうなる」というのは勘違い

ひとりっ子だから「○○が苦手」「○○ができない」ということはありません。心配になるかもしれませんが、大丈夫です。

ひとりっ子だから甘えん坊になる →

甘えるのは健全な発達のうち

甘えることは発達の過程で欠かせない。甘えて安心感を得ることで、子どもは新たなことに挑戦できるようになる。ひとりっ子だからといって、あえて厳しくする必要はない

友だちがすぐにできない →

誰だってすぐに友だちはできない

園の先生や保育士といった周囲の大人との信頼関係ができるのが先。安心して過ごせるようになってから、友だち関係は少しずつできていくもの

きょうだいがいるほうがたくましくなる →

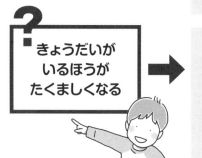

集団生活のなかで自然に身につく

保育園や幼稚園など、集団で過ごす時間ができると、そのなかで人づきあいや競争が生まれ、自然に切磋琢磨してたくましくなる

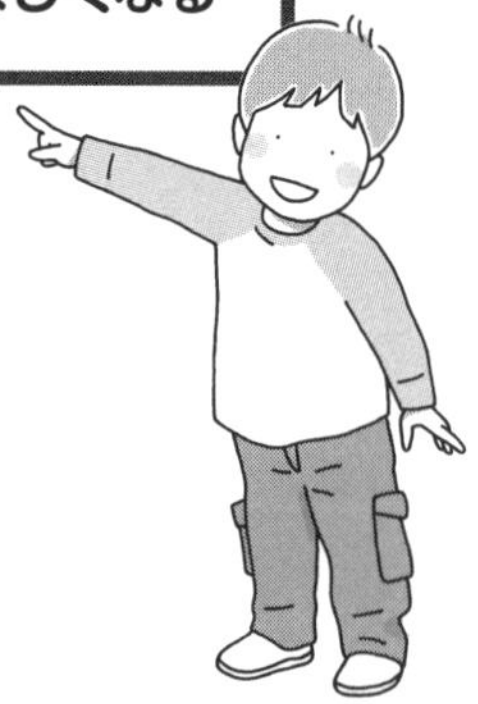

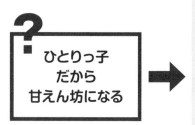

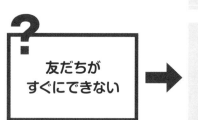

ひとりっ子だから、というよりもその子の持ち味、性格に応じたかかわり方を考えよう

周りを見ながら お兄さん、お姉さんになる

保育園や幼稚園で自分より年上のお兄さん・お姉さんを見ると、「自分もあんなふうになりたい」という思いをもつようになります。きょうだいがいなくても、周りを見て成長します。

周りを見て自分でできることをやってみる

例えばボタンを留めたり、靴を履いたり、養育者にいつもやってもらっていることが当然ではないことに気づいて、自分でするようになることも

ほかの子を観察してみよう

ひとりっ子の場合、親自身が子育てに関する経験が少ないため、わが子について、極端な見方をしがち。ほかの子を観察してみることで、わが子のいいところや持ち味に気づき、子育てのヒントが得られることも。あくまでも「比較」ではなく「発見のための観察」であることを忘れずに

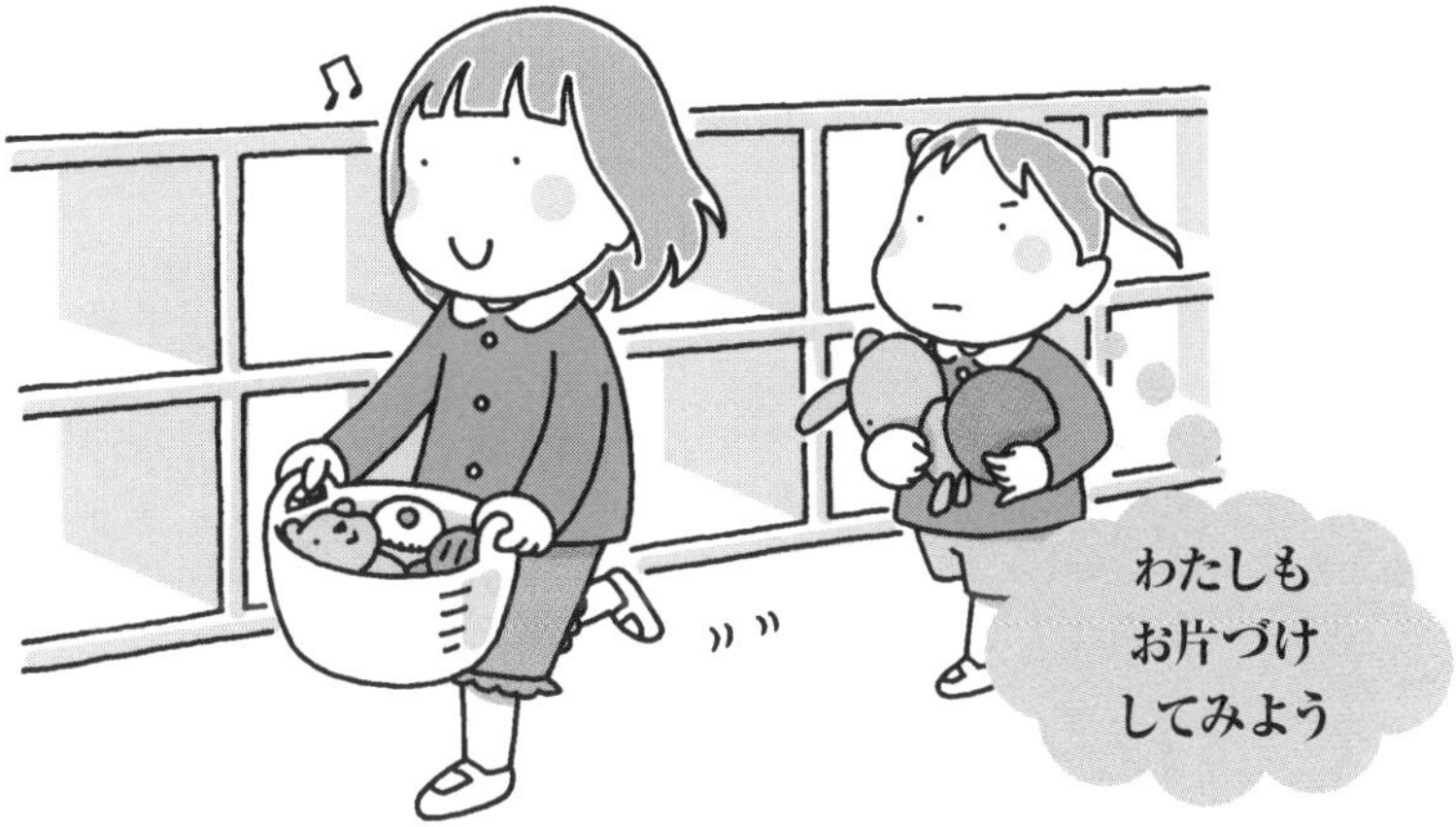

自分もやってみたい！とまねをする

子どもは年上への憧れをもつもの。年上の子がやっていることをまねして、自分でも「やってみよう！」とすることがよくある。自然とお兄さん・お姉さんらしいふるまいを覚えていく

集団生活のなかで自然と成長する

ひとりっ子は甘えん坊になりやすいとか、人づきあいが苦手などのイメージをもたれることがありますが、きょうだいの有無だけで子どもの育つ環境が決まるわけではありません。

きょうだいのななめの関係がなくても、子どもは親や祖父母、先生や保育士といった、たての関係をはじめ、園の友だちなどのよこの関係によってさまざまな刺激を受けて育つものです。それに、ななめの関係はきょうだいに限らずとも、園内や近所の年上の子どもたちと接することで自然に経験することになります。

また、ひとりっ子はきょうだいがいないぶん、家庭では自分がやりたいことに集中して取り組めるというメリットもあります。

唯一無二のベストな養育環境はありません。「ひとりっ子」であることを過度に心配せずに、子どもとの生活を楽しみましょう。

友だち①

ひとりあそびから「みんなであそぶ」へ

あそぶことは心身の発達に不可欠です。あそびを通して友だちとのやりとりやけんかを経験し、他者とのつきあい方や生きるうえで必要な力を身につけます。

友だちとのあそびも人とのかかわりを学ぶ場

一般に、二歳くらいまでは興味の向くままに、いろいろなモノを手にとったり、からだを動かしたりしてあそびます。三歳ごろには「平行あそび」が見られ、近くの子と同じようなあそびをします。やりとりはなくても、ほかの子のまねをして、同じことをするのが楽しい時期です。

積極的にほかの子と一緒にあそぶようになるのは、三歳以降です。「連合あそび」や「協同あそび」など、ほかの子とイメージや目的を共有して、コミュニケーションをとったり、ルールにしたがったあそびをしたりすることを楽しむようになります。

だんだんとみんなであそべるようになる

2～3歳ごろまでは、基本的にひとりあそびです。成長するにしたがって、ほかの子と一緒にあそぶようになります。

ひとりであそぶ

～2歳ごろ

興味のあるモノや人と向きあってあそぶ

興味の向くままに、いろいろなモノを触ったり、周囲の人を見回したりするなど、からだを動かしてあそんでいる。基本的には、自分のしたいあそびをひとりでじっくり楽しむ

3歳ごろ

周りを観察しつつ、ひとりであそぶ

ほかの子のあそびを観察したり、声をかけたりする（傍観的行動）。まだ自分から一緒にあそびに加わろうとはしない

みんなとあそぶ

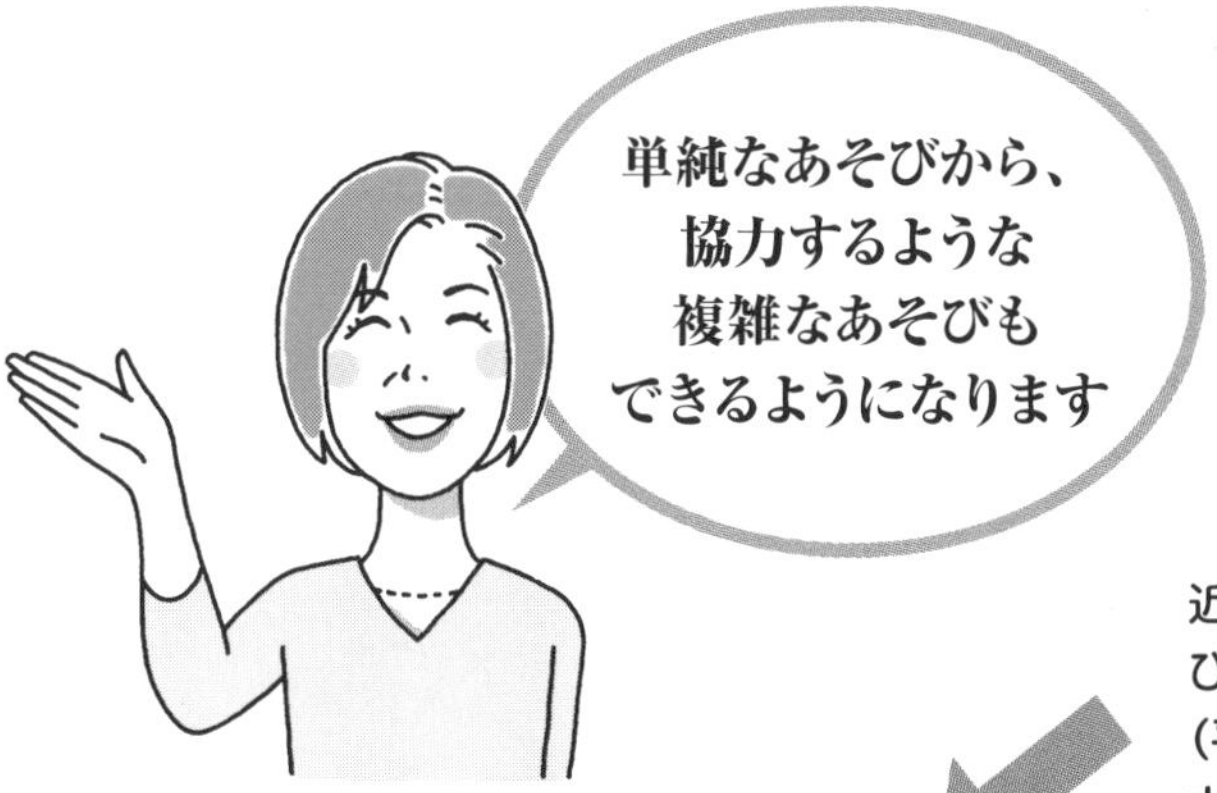
単純なあそびから、
協力するような
複雑なあそびも
できるようになります

3歳ごろ

まねをしたりして、近くであそぶ

近くにいる子と同じようなあそびをしたり、まねをしたりする（平行あそび）。ただし、まだ協力してあそぶことは少ない

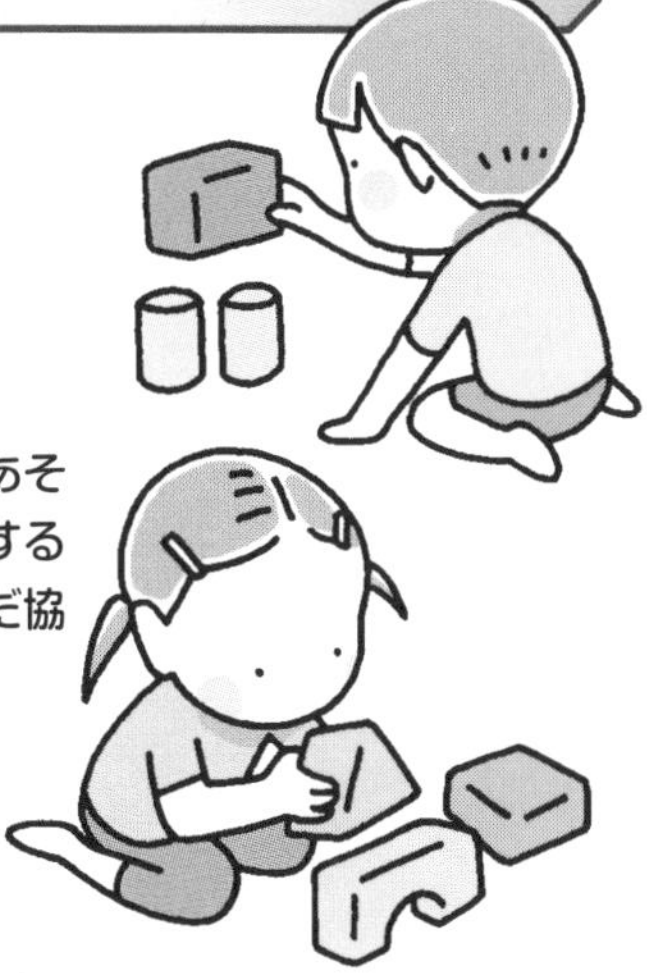

3～4歳ごろ

話したりしながら一緒にあそぶ

ほかの子とおしゃべりをしてコミュニケーションをとりながらあそぶ（連合あそび）。イメージを共有してあそぶことがはじまるものの、あそびのなかの役割分担はない

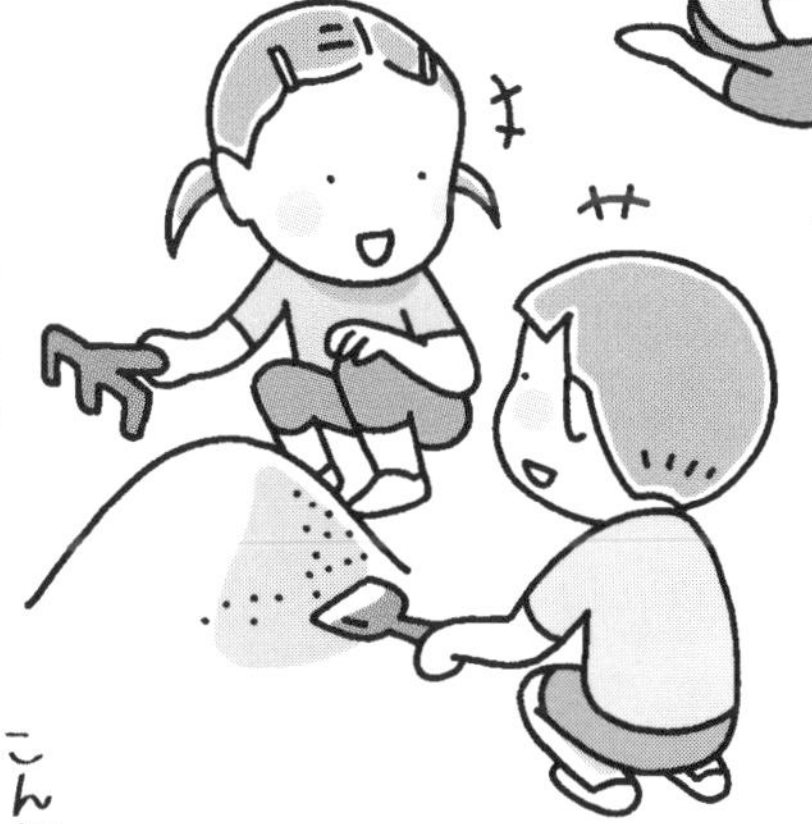

～5歳ごろ

協力しあいながらルールに沿ってあそぶ

ほかの子とコミュニケーションをとり、ルールや目標を共有してあそぶ（協同あそび）。グループ内で役割分担が発生する

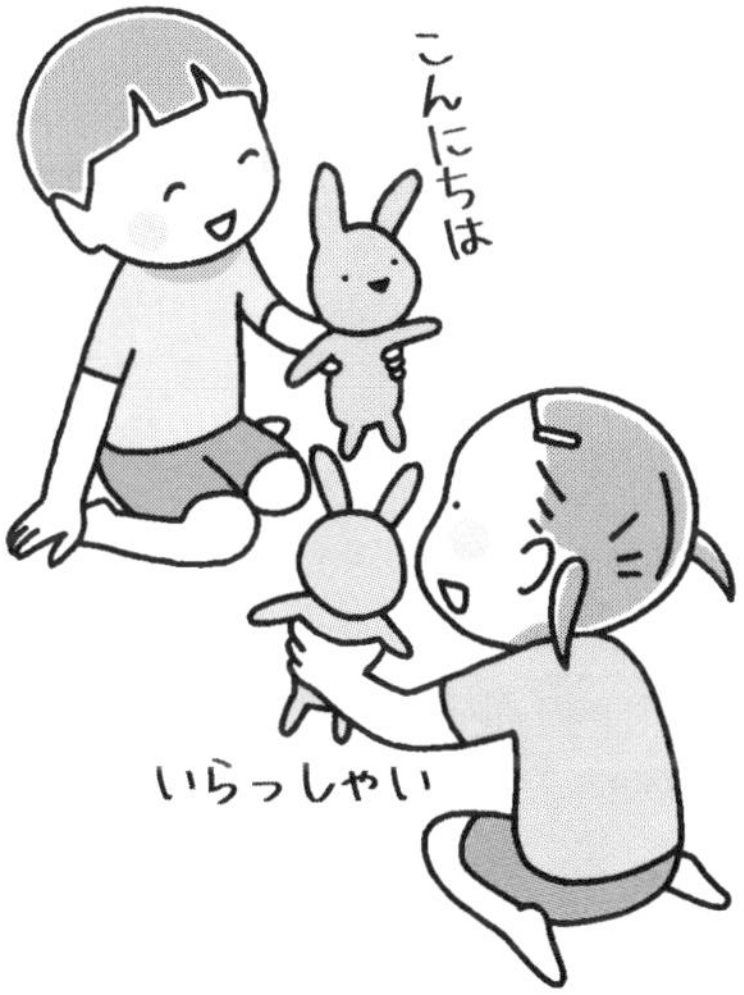
こんにちは
いらっしゃい

あそびのなかで自信もすくすく育つ

あそびのなかで友だちと「楽しい気持ち」や「達成感」を共有することで、子どもは友だちとのつながりを深めたり、自信をもつようになっていきます。

コミュニケーションをとりながら、他者とのかかわり方や社会のルールなども学んでいきます。

友だち②

けんかが子どもを成長させる

集団であそんでいると、必ずといっていいほど起こるのがけんか。周囲の大人としては心配ですが、これもまた健全な発達には欠かせない経験です。

ソーシャルスキルが関係している

子ども同士であそぶようになると、しばしばけんかが起こります。これまでは大人と一緒に、もしくはひとりであそんでいたため、けんかにはなりませんでしたが、同世代の子ども同士が出会うと状況が一変。おもちゃの取りあいや場所とり、機嫌が悪いなど、小さなことがきっかけとなって、けんかに発展するのです。

その原因は、ソーシャルスキルの未熟さです。子どもは相手の立場で考えることに不慣れです。言葉でうまく説明することや、どうふるまえばよいのかもよくわからないため、互いの気持ちがぶつかったときにけんかになります。

どうしたらいいかわからないからけんかになる

子どもは対人関係をスムーズにするためのスキルを十分に身につけていません。相手ともめたとき、どう対処していいのかわからず、けんかになってしまうのです。

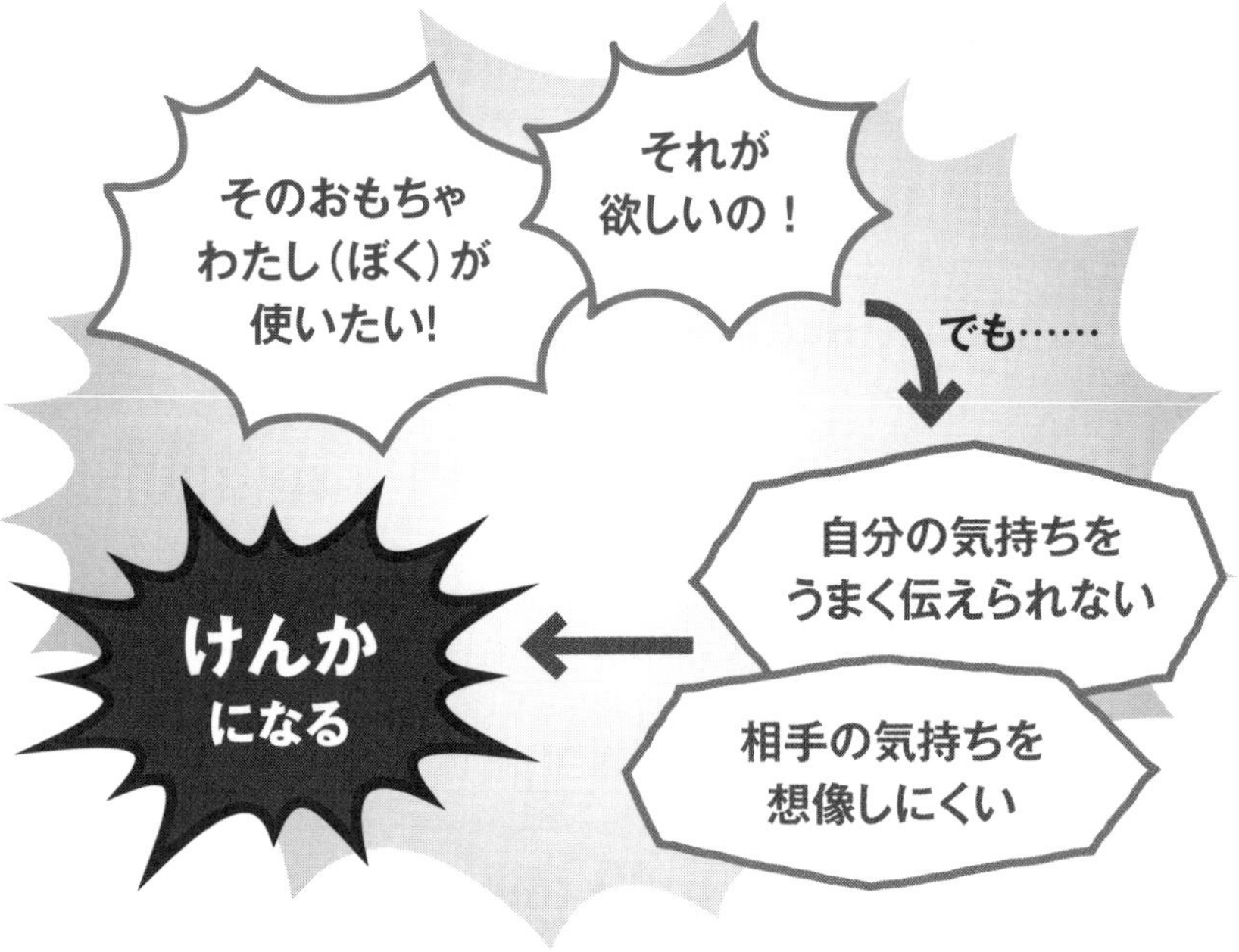
そのおもちゃわたし（ぼく）が使いたい!
それが欲しいの！
でも……
自分の気持ちをうまく伝えられない
相手の気持ちを想像しにくい
けんかになる

けんかから学ぶことは多い

けんかを経験するうちに、相手と良好な関係を築くための方法を自分で考えるようになります。けんかは必ずしも悪いことではありません。

自分の気持ちと相手の気持ちが違うことに気づく

けんかでお互いが自己主張することによって、相手が自分とは違う気持ちや考えをもっていることに気づくようになる

がまんして相手を思いやる気持ち

相手の立場を考えることも大切だとわかると、自分ががまんしたり、感情をコントロールするようになる

相手への自分の気持ちの伝え方

相手に自分の気持ちをどうやって伝えればいいのか、どう解決すればいいのか学んでいく

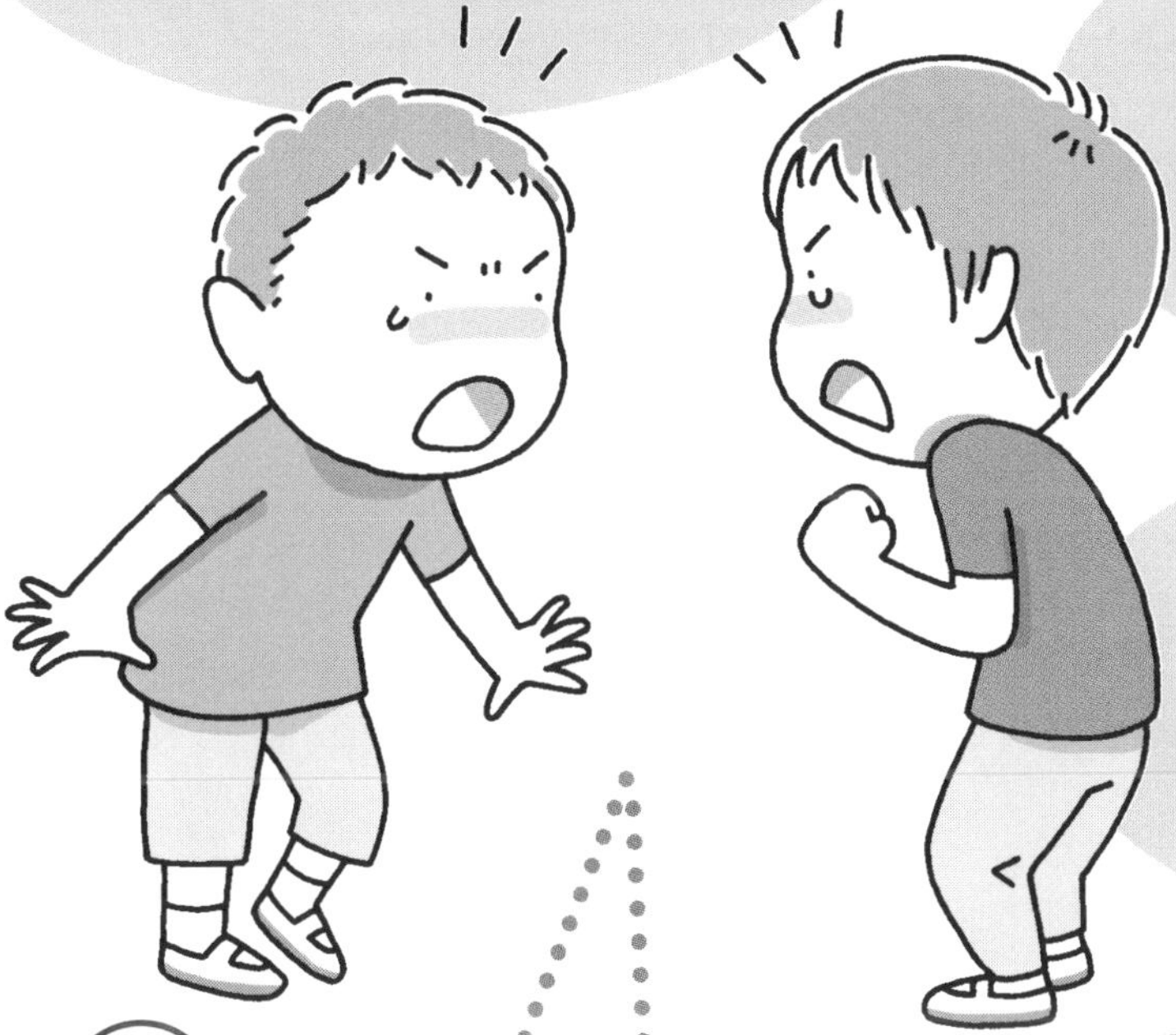

けんかから仲良くなる方法を知る

けんかは悪いことばかりではありません。けんかを通して、自然と相手の立場を想像したり、相手の話を聞いたりする大切さを学んでいきます。そうした経験を積み重ね、年齢が上がるにつれて言葉での主張が中心となっていき、自分たちで問題を解決する方法も見つけるようになります。

大人はけんかを「成敗」するのではなく、子ども同士が気持ちを伝えあうことを手助けしよう

すぐに白黒つけようとせず、それぞれの子どもが自分の思いを相手に伝えられるように、背中を押してあげよう。ただし、ケガや事故の危険がないか注意し、危ないときにはすぐにとめる

感情の社会化

感情との向きあい方を手助けしよう

自分の感情を適切に表現したり、コントロールしたりするスキルを身につけられるように、周囲の大人が手助けしましょう。

感情の表現やコントロールをするスキル

社会で他者とかかわりながら生きていくには、状況に応じて自分の感情をコントロールしたり、相手の気持ちを察したりすることが求められます。

こうした感情の取り扱いをスキルとしてとらえることを「感情コンピテンス」といいます。感情を自分なりの表し方や制御できるものととらえ、そのスキルを獲得しようとする考え方です。

感情コンピテンスの主なスキルとして上記の三つが特に重要とされています。これらを身につけることによって自分の感情を理解したり、管理したりしやすくなると考えられています。

感情に対する３つのスキル「感情コンピテンス」

感情コンピテンスでは感情の取り扱いをスキルとしてとらえています。代表的なスキルは以下の３つです。

自分と相手の気持ちがわかる

自分や相手の気持ちに気づき、理解・共感する能力（感情理解）。また、自分と他者の感情を区別すること。さらに、こころの内にある感情と表に出ている表現に違いがある場合、それに気づくこと

自分の気持ちを適切な形で表現できる

自分の感情をその場において適切な方法や手段で表現できる能力（感情表出）。また、感情を言葉で説明できること

自分の気持ちをコントロールできる

周囲の状況に応じて感情をコントロールしておさめる（感情制御）。苦痛や嫌悪といったネガティブな感情にも適応できる能力

感情に向きあう手助けをしよう

子どもは自分の感情を表現したり、コントロールしたりすることがまだうまくできません。気づくきっかけをつくり、感情との向きあい方をサポートしましょう。

STEP 1 子どもの気持ちに気づく

子どもの表情や態度などを観察し、今どんな気持ちでいるのかを察する

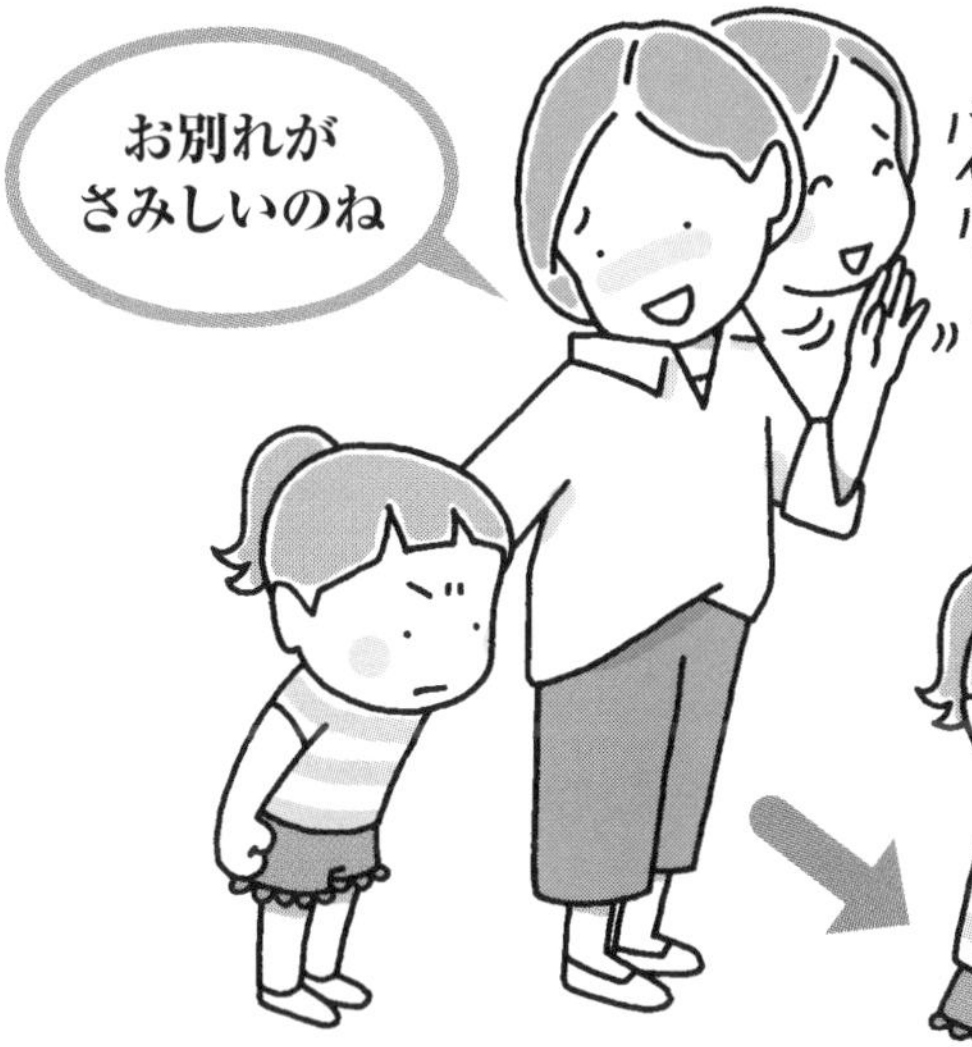

お別れがさみしいのね
バイバーイ

STEP 2 気持ちを受けとめ、感情の表現を助ける

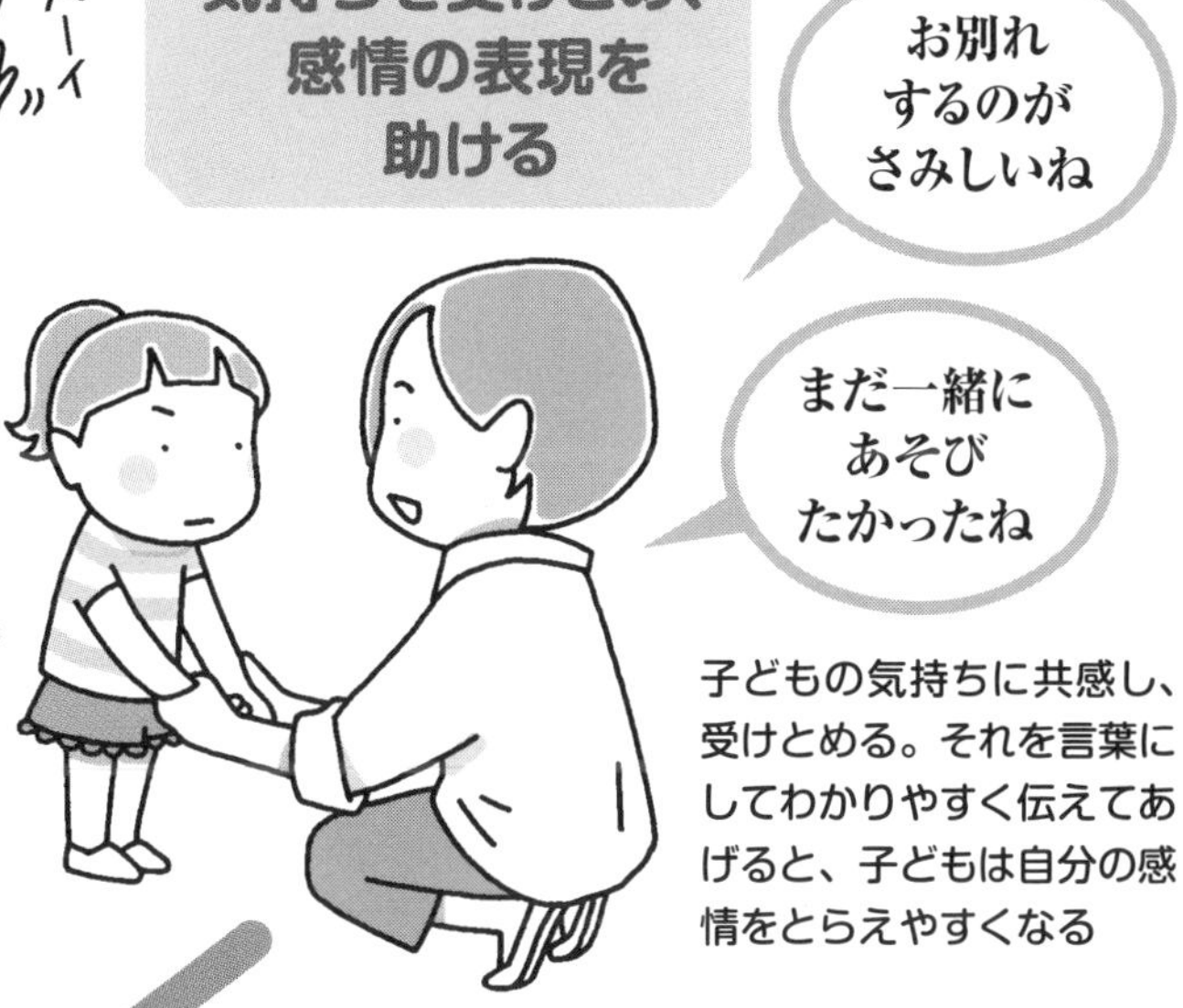

お別れするのがさみしいね
まだ一緒にあそびたかったね

子どもの気持ちに共感し、受けとめる。それを言葉にしてわかりやすく伝えてあげると、子どもは自分の感情をとらえやすくなる

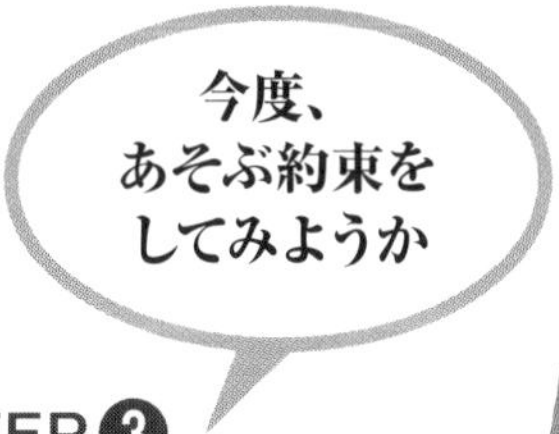

今度、あそぶ約束をしてみようか

STEP 3 解決できる方法を提案する

感情をうまくおさめられるように、解決策を提案してみる。それによって子どもは自分の気持ちに折りあいをつけ、感情をコントロールできるようになる

子どもに共感し、一緒に感情を育む

子どもが幼稚園や保育園、そして学校へと進むにつれ、他者とのコミュニケーションの機会は格段に増えてきます。感情コンピテンスは人とのかかわりで身につき、伸びていくものですが、子どもが小さいうちはサポートが必要です。子どもが自分の感情と適切に向きあい、自分らしくいられるように手助けしましょう。

他者のための行動

「人のために」についても考えられる

こころがだんだん発達していくと、自分のためだけでなく、他者のために行動することもできるようになっていきます。「向社会性」の発達によるものです。

「自分だけ」から他者のためも考えるように

他者のための行動をとる傾向を「向社会性」といいます。例えば、泣いている子がいればなぐさめたり寄り添ったりする行動は、「向社会性」によるものです。また、ルールやマナーを守るなど、自分が属する集団や社会全体のためになる行動も含まれています。

子どもの向社会性は幼児期から少しずつ現れます。おもちゃを分けあう実験では、一歳半ごろには自分がおもちゃをもらうときよりも、他者におもちゃをあげるほうがうれしそうにすることが報告されています。自発的に自分よりも相手のことを優先する「利他的な行動」をとるのです。

他者のための行動って？

困っている人を助ける、モノをひとりじめしないで分かちあう、誰かに協力するといった、誰かのための行動のとり方はさまざまあります。

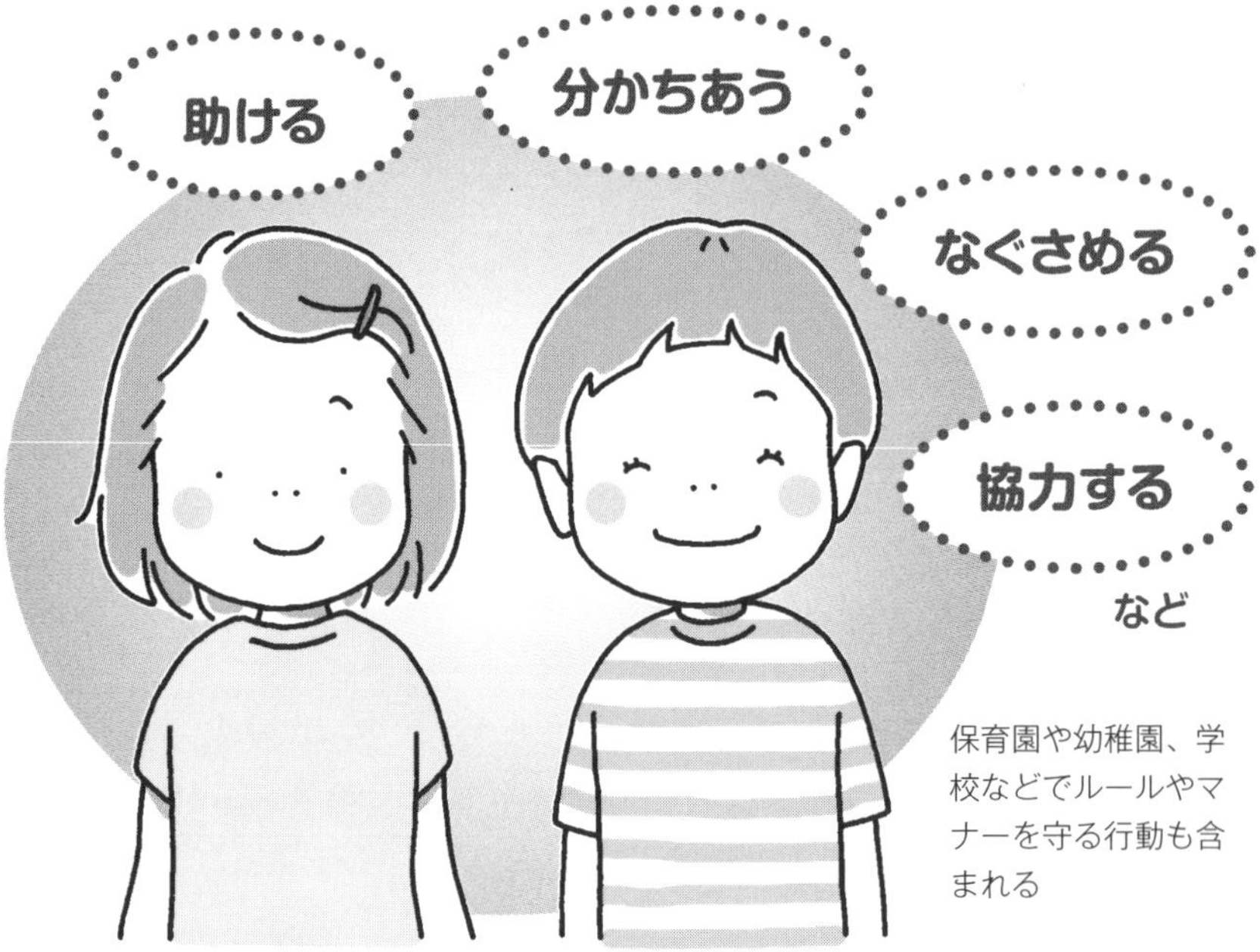

保育園や幼稚園、学校などでルールやマナーを守る行動も含まれる

2〜3歳ごろ

だいたい自分優先

自己主張が強く、自分の欲求を優先する。そのため、友だちと取りあいになったり、けんかになったりしやすい

4歳ごろ

平等の意識が生まれる

平等という意識が生まれる。相手が自分と仲のいい子であれば多く分けてあげるなど、関係性に応じて調整することもできる

5歳ごろ

相手との関係性以外に、他者の目を意識する

相手との関係性に配慮するだけでなく、自分が周りからどう見られているかを意識した行動をとる

分かちあえるのは4歳ごろから

モノを分けあう行動を調べる実験では、子どもが利己的、あるいは利他的な行動をとるかが年齢によって変化することがわかっています。相手と分かちあえるようになるのは4歳ごろからです。

【向社会性の要因】

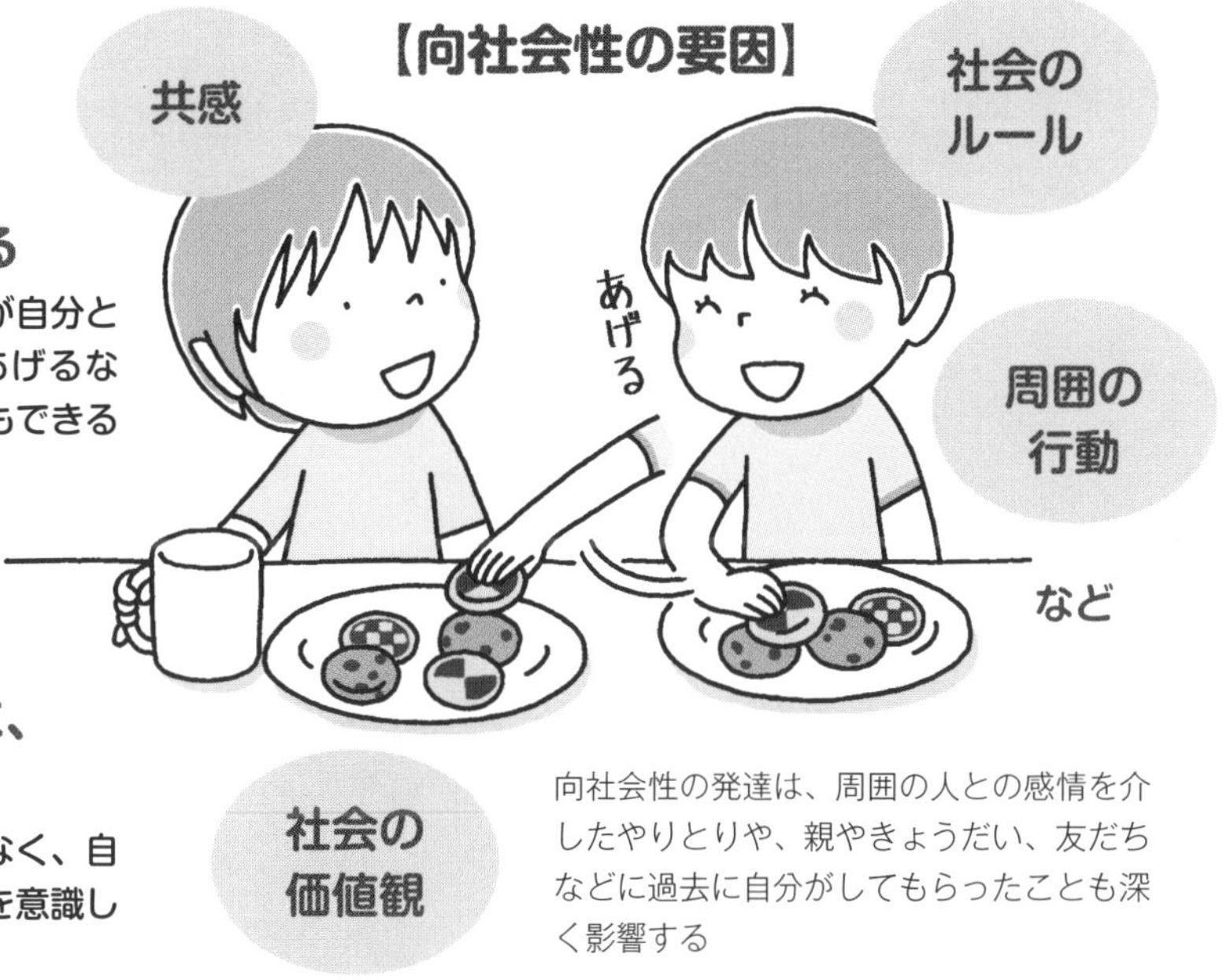
共感
社会のルール
あげる
周囲の行動
など
社会の価値観

向社会性の発達は、周囲の人との感情を介したやりとりや、親やきょうだい、友だちなどに過去に自分がしてもらったことも深く影響する

相手との関係性によってどう行動するか決める

成長にともない自分なりの行動基準やルールを獲得すると、行動にも変化が現れます。自分と相手との関係性によって、利己的にふるまったり利他的にふるまったりするようになります。

赤ちゃんのときから道徳性はある?

赤ちゃんは道徳性があるといわれています。生後8ヵ月ごろにはすでに悪いことをした相手には罰が与えられることを期待するといった、公正さや正義感も早期から発達しているという結果も示されています。ただし、それは生まれつき備わった、直観的なもので、子どもが意識的に道徳的なふるまいをできるようになるためには、考える力の発達や、他者とのかかわりが不可欠です。

性別の意識

男女の「らしさ」は環境がつくる

最初から性別を意識しているわけではありません。「男の子らしさ」とか「女の子らしさ」という概念は、周囲の影響を受けて形成されます。

周囲を見て、男女の「らしさ」のイメージがわく

子どもは、男女でからだのつくりに違いがあることを三歳くらいで認識します。一方、「男らしさ」「女らしさ」といった考え方は、周囲のはたらきかけによって無自覚のうちに身につきます。また、「お父さん（お母さん）みたいになりたい」などと親に憧れ、まねするようになります。

今はジェンダーフリーやジェンダーレスといった考え方が浸透しつつあり、「男の子だから」とか、「女の子なのに」といった固定観念を押しつけない社会が目指されています。そのためには、身近にいる大人がステレオタイプの考え方を改めることが求められます。

性別の理解の進み方

３歳ごろには男女の性別を理解し、自分もそのどちらかであることを認識します（性の同一性）。その後、性は大人になっても変わらないことを理解し（性の安定性）、５歳ごろには性別は一貫するものであると理解します（性の一貫性）。

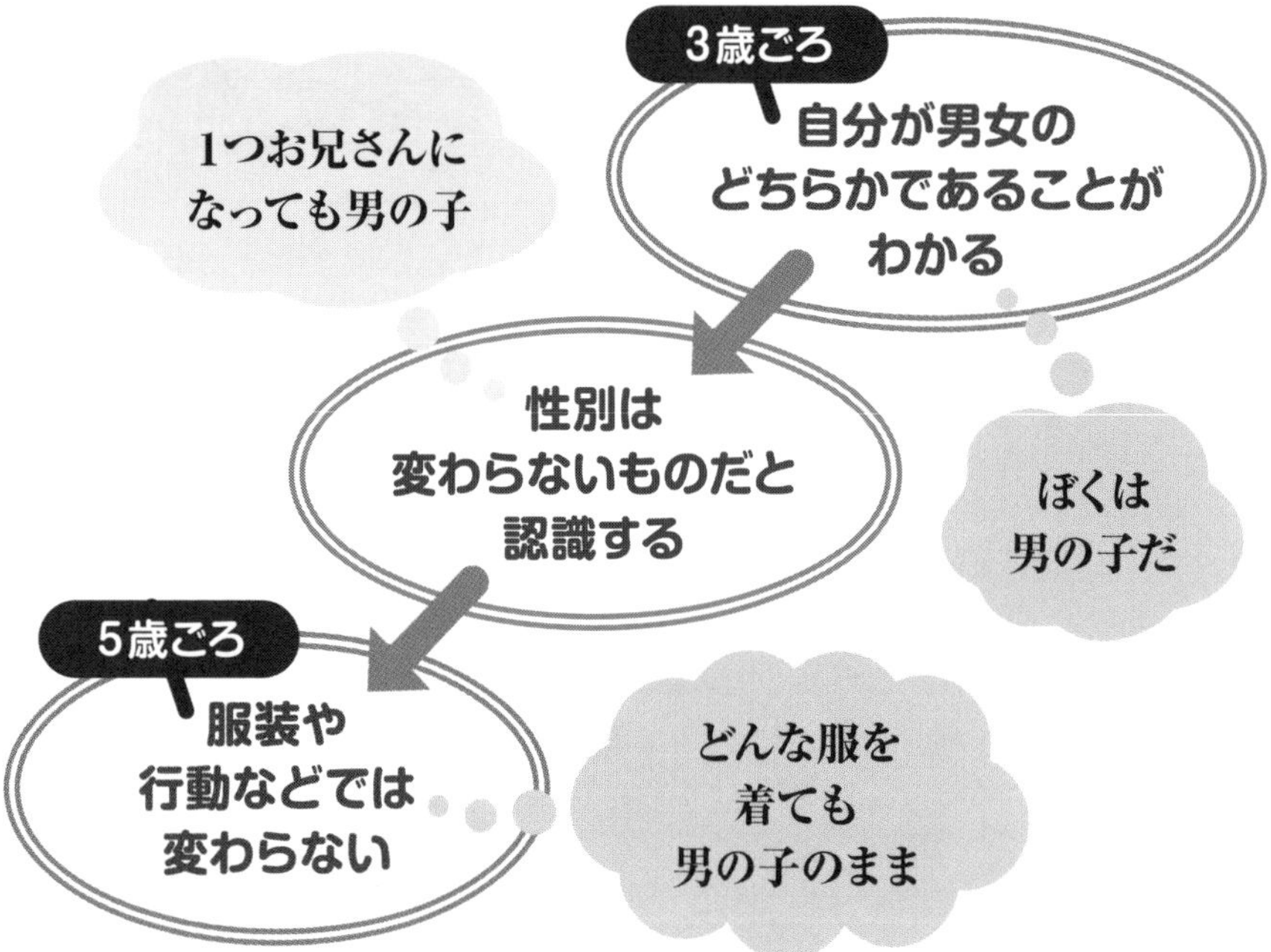
3歳ごろ
自分が男女のどちらかであることがわかる
1つお兄さんになっても男の子
性別は変わらないものだと認識する
ぼくは男の子だ
5歳ごろ
服装や行動などでは変わらない
どんな服を着ても男の子のまま

（周りが考える「らしさ」を教えられる）

女の子だからピンクがいいよね

男の子なんだから、がまんしなさい

周囲の大人が、悪気はないものの「男の子だから」「女の子だから」という価値観に基づく言葉を使い、無意識に「らしさ」を押しつけていることがある

（周りの環境からイメージを植えつけられる）

衣服のデザインや色、おもちゃ、あそび方など、従来のイメージに基づいて男の子向け、女の子向けとカテゴライズをする周囲の環境からイメージができる

周りの無意識のはたらきかけがステレオタイプをつくる

子どもは、「男らしさ」「女らしさ」について、周囲の大人やメディアの影響を受け、無意識のうちにステレオタイプを身につけていきます。

自然とステレオタイプの行動になる

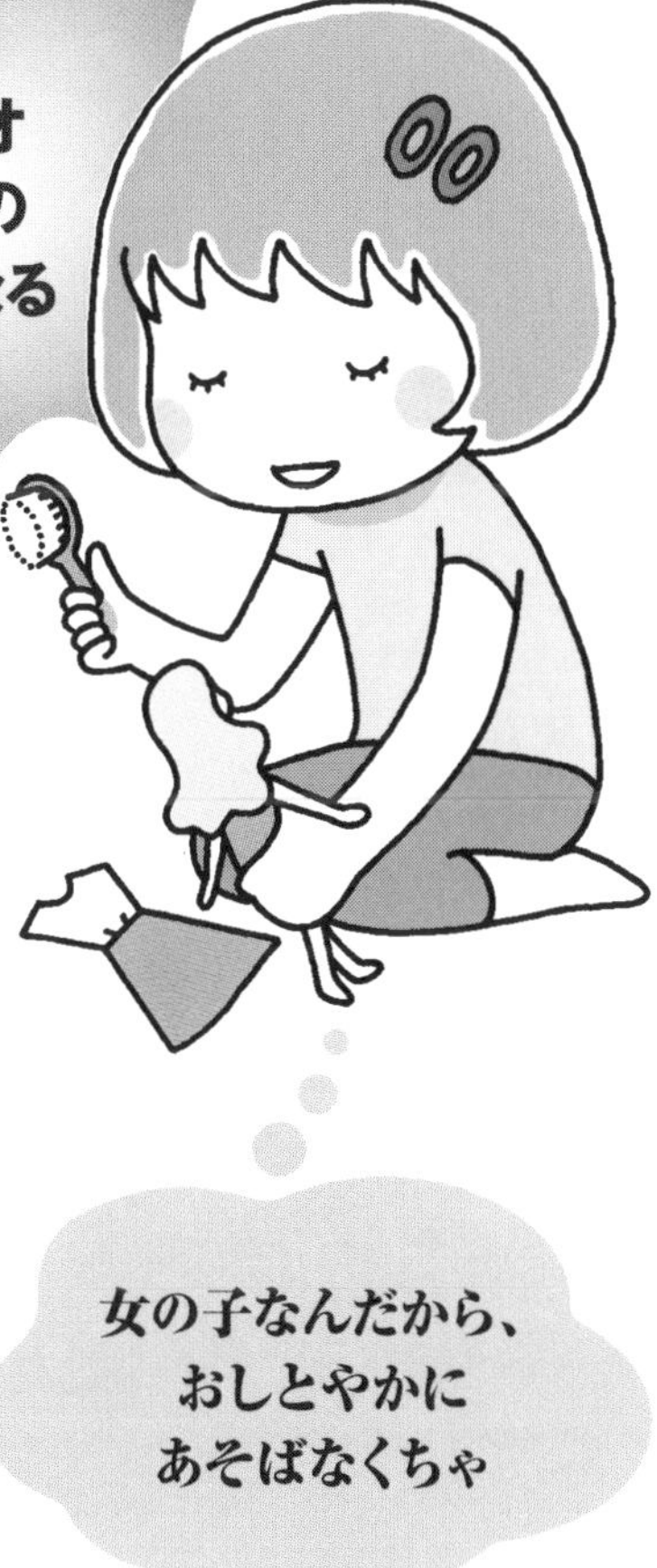
女の子なんだから、
おしとやかに
あそばなくちゃ

周囲の大人やテレビの情報などからいつの間にか「性別による役割」を認識し、それにふさわしい行動をとろうとする

自分のからだを大切にすることを伝えよう

一人ひとりの性を尊重し、多様性を理解しようという考え方が広まってきている。こうしたジェンダーの考え方を教える前に、まずは子どもに「自分自身のからだは大切にするものだ」ということを伝えよう。自分のからだを大切に思えるようになることで、他者も同様に思いやれるようになる

COLUMN

子どもののびのびとした時間を大切にしよう

子どもは「今」を生きている。ゆっくりと過ごす時間も必要

大人は、子どもによかれと思い、小さいうちからいろいろな習いごとをさせたり、思い出や経験づくりのために旅行やイベントの予定を詰め込んだりしがちです。しかし、そのような生活が、子どもには負担になっていることもあります。

私たち大人と子どもたちの時間の流れは違います。「昨日はこれが楽しかったから、今日もこれをしよう」「今日はこれが楽しかった、だから今度もこれをしたいな」——このような実感がともなうときに初めて、子どもが日々経験していることが、こころや脳の栄養分になります。「今日」の楽しさとそれを味わう余白が日々のなかにあることで、子どもは自分の人生を生きている、という実感をもつことができます。

大きくなって思い出に残るのは、案外、お父さんとお風呂であそんだことや、お母さんと散歩したこと、家族で笑ってテレビを見たことであったりします。こうした日々の何気ない時間が、子どもにとってはかけがえのないものなのです。

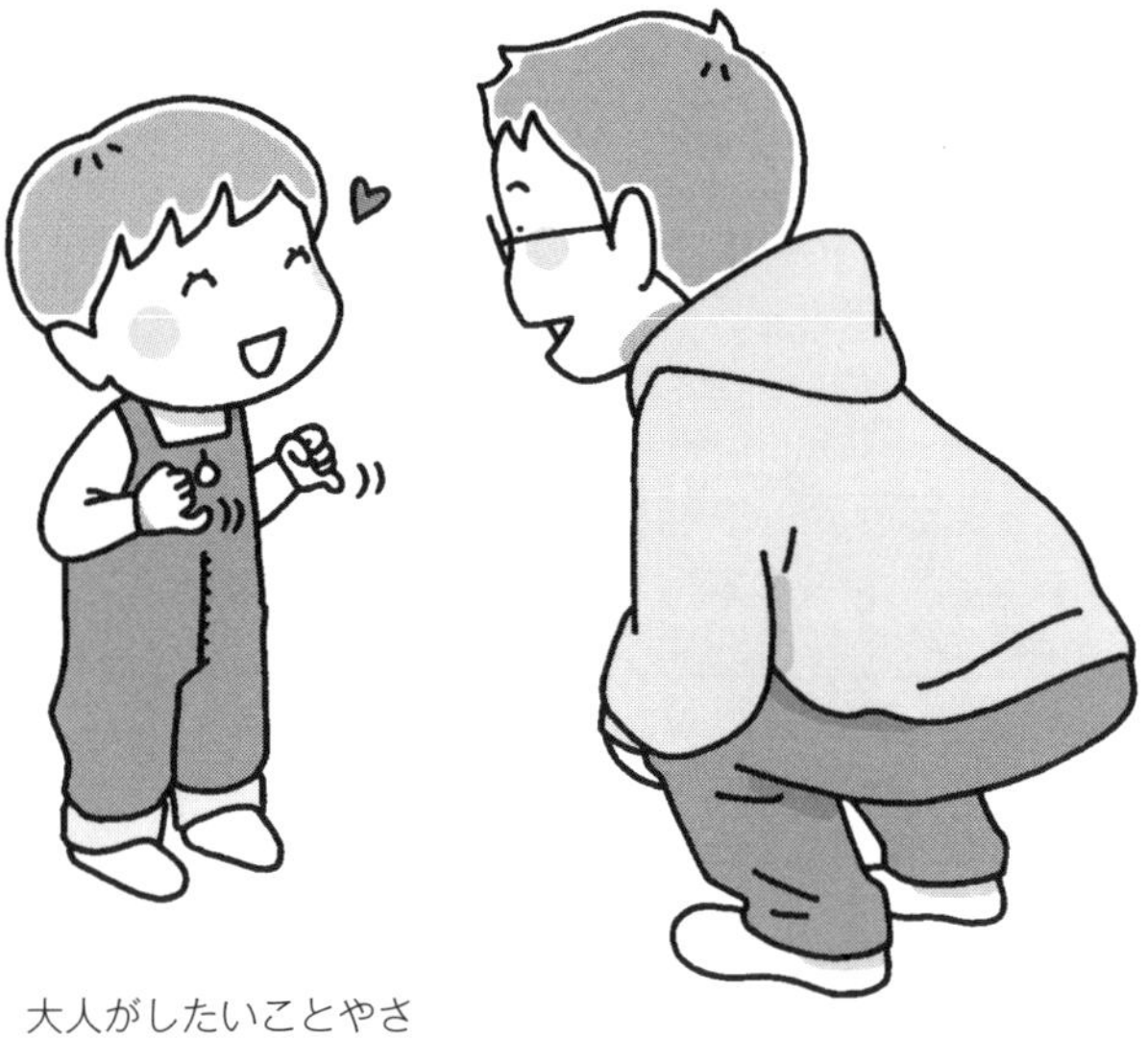

大人がしたいことやさせたいことを、子ども自身は楽しめているのか。子どもの様子に気を配ったり、子どもにも聞いてみたりしよう

健康ライブラリー　イラスト版

子《こ》どものこころの発達《はったつ》がよくわかる本《ほん》

2024年7月9日　第1刷発行

監　修	坂上裕子(さかがみ・ひろこ)
発行者	森田浩章
発行所	株式会社講談社 東京都文京区音羽二丁目12-21 郵便番号　112-8001 電話番号　編集　03-5395-3560 販売　03-5395-4415 業務　03-5395-3615
印刷所	TOPPAN株式会社
製本所	株式会社若林製本工場

N.D.C. 493　98p　21cm

ISBN978-4-06-535961-7

■監修者紹介

坂上裕子（さかがみ・ひろこ）

青山学院大学教育人間科学部心理学科教授、博士（教育学）、臨床発達心理士・公認心理師。1993年京都大学教育学部卒業。2000年東京大学大学院教育学研究科博士課程単位取得満期退学。㈶小平記念日立教育振興財団日立家庭教育研究所（2015年閉鎖）研究員、東京経済大学コミュニケーション学部准教授を経て、2009年青山学院大学教育人間科学部心理学科准教授に着任。2020年より現職。専門は、生涯発達心理学、臨床発達心理学。特に乳・幼児期の心理発達と親子関係についての研究をおこなう。子育て支援施設や療育施設での支援活動にも20年以上従事している。共編著に『問いからはじめる発達心理学――生涯にわたる育ちの科学』（有斐閣）、『新 乳幼児発達心理学〔第2版〕――子どもがわかる 好きになる』（福村出版）など。

■参考文献

石井正子、向田久美子、坂上裕子編著『新 乳幼児発達心理学〔第2版〕子どもがわかる 好きになる』（福村出版）
小西行郎監修『子どもの心の発達がわかる本』（講談社）
林 洋一監修『最新図解 よくわかる発達心理学』（ナツメ社）
渡辺弥生監修『完全カラー図解 よくわかる発達心理学』（ナツメ社）
渡辺弥生、西野泰代編著『ひと目でわかる発達 誕生から高齢期までの生涯発達心理学』（福村出版）

●編集協力　重信真奈美　オフィス201（勝部泰子）
●カバーデザイン　東海林かつこ（next door design）
●カバーイラスト　長谷川貴子
●本文デザイン　小山良之
●本文イラスト　小野寺美恵

講談社　健康ライブラリー　イラスト版

アタッチメントがわかる本
「愛着」が心の力を育む

東京大学大学院教育学研究科教授
遠藤利彦　監修

「不安なときに守ってもらえる」という確信が心の力に。
アタッチメントの形成から生涯にわたる影響まで解説！

ISBN978-4-06-528919-8

LD(学習障害)のすべてがわかる本

東京学芸大学名誉教授
上野一彦　監修

「学びにくさ」をもつ子どもたちを支援する方法と、
特別支援教育による学習環境の変化、注意点を紹介。

ISBN978-4-06-259413-4

子どものトラウマがよくわかる本

こころとからだ・光の花クリニック院長
白川美也子　監修

虐待、性被害、いじめ……過酷な体験が心に傷を残す。
子どものトラウマの特徴から支援法まで徹底解説！

ISBN978-4-06-520432-0

自閉症スペクトラムがよくわかる本

信州大学医学部子どものこころの発達医学教室教授
本田秀夫　監修

原因・特徴から受診の仕方、育児のコツまで、
基礎知識と対応法が手にとるようにわかる！

ISBN978-4-06-259793-7

講談社　健康ライブラリー　スペシャル

DCD　発達性協調運動障害
不器用すぎる子どもを支えるヒント

青山学院大学教授・小児精神科医
古荘純一　著

なわとびがとべない、逆上がりができない……
幼児期の「極端なぎこちなさ」に気づいてほしい。

ISBN978-4-06-531685-6

発達障害グレーゾーンの子の育て方がわかる本

横須賀市療育相談センター所長
広瀬宏之　監修

困りごとに向き合う
育て方のヒントが満載！

ISBN978-4-06-533442-3

発達障害の子どもの実行機能を伸ばす本
自立に向けて今できること

NPO法人えじそんくらぶ代表
高山恵子　監修

子どもの自立を考えるなら、まず実行機能を
理解し伸ばそう。サポートのコツは「相性」。

ISBN978-4-06-523128-9

ADHDの子の育て方のコツがわかる本

本田秀夫、日戸由刈　監修

子ども本来の積極性や明るいキャラクターをのびのびと
育てるコツは「こまかいことを気にしない」こと！

ISBN978-4-06-259862-0